Sylvia Baeck

Eßstörungen bei Kindern
und Jugendlichen

Sylvia Baeck

Eßstörungen bei Kindern und Jugendlichen

Ein Ratgeber für Eltern Angehörige, Freunde und Lehrer

Lambertus

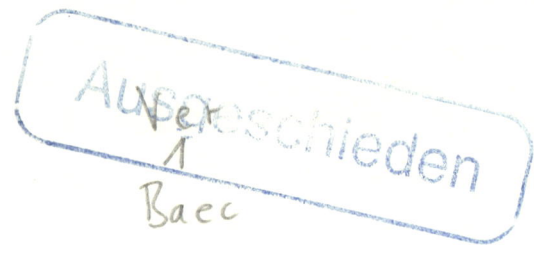
Die Deutsche Bibliothek – CIP-Einheitsaufnahme

Baeck, Sylvia:
Eßstörungen bei Kindern und Jugendlichen: Ein Ratgeber
für Eltern, Angehörige, Freunde und Lehrer / Sylvia Baeck.
– Freiburg im Breisgau: Lambertus, 1994
ISBN 3 - 7841 - 0749 - 4

© 1994, Lambertus Verlag, Freiburg im Breisgau
Umschlaggestaltung: Christa Berger, Solingen
Herstellung: Druckerei F. X. Stückle, Ettenheim
ISBN 3 - 7841 - 0749 - 4

Vorwort

1985 gründete ich zusammen mit drei anderen Frauen das jetzige Beratungszentrum Eßstörungen Dick & Dünn e.V./Berlin. Seit 1987 berate ich sowohl Betroffene als auch Angehörige und Eltern von Eß-Gestörten. Ich begleite Selbsthilfegruppen und betreue die Öffentlichkeits- und Prophylaxearbeit an den Schulen.

Im Rahmen meiner Tätigkeit bekomme ich immer wieder tiefe Einblicke auch in die Nöte und Schwierigkeiten von mitbetroffenen Eltern und Angehörigen. Häufig ist die Beratungsstelle der letzte Strohhalm, die einzige Einrichtung, in der es Menschen gibt, die zuhören und kompetente Informationen und Unterstützung vermitteln. Ich erlebe, wie unsensibel und unwissend häufig Behörden, Ärzte und Schulen mit Eltern und Angehörigen umgehen, ihnen die Schuld für die Erkrankung indirekt oder direkt zusprechen und ihnen damit zusätzlich das Leben erschweren.

Die Idee, dieses Buch zu schreiben, entstand im Gespräch mit betroffenen Eltern, Angehörigen und LehrerInnen. Sie fühlten sich im Umgang mit den Betroffenen verunsichert und – falls sie nicht Hilfe in einer Beratungseinrichtung finden konnten – im Stich gelassen. Ihnen fehlten Informationen und praktische Hinweise.

Eltern und Angehörigen möchte ich Mut machen, mit den betroffenen Kindern und Jugendlichen diese Erkrankung als Chance zu nutzen. Als Chance für die ganze Familie, ihre Beziehungen untereinander neu und befriedigender für alle zu gestalten. Im ersten Moment scheint diese Sichtweise provokant. Im Laufe meiner Arbeit habe ich jedoch viele Familien erlebt, die im Rückblick diese Chance auch sehen konnten. Eltern die sich mutig auf Neues eingelassen haben, ohne zu wissen, ob dieser Weg zum Erfolg führt. Häufig taten sie dies mit Skepsis und Angst vor den Veränderungen. Sie waren blockiert von Schuldgefühlen, Resignation und dem Gefühl der Hilflosigkeit. Was jedoch anfangs hoffnungslos schien, geriet langsam in Bewegung und wurde letztendlich, wenn auch häufig mit vielen Umwegen, gut. Der Weg, den sie zusammen mit den Therapeuten oder/und der Selbsthilfegruppe gingen, war für alle Beteiligten schmerzhaft, aber auch aufregend und voller Entdeckungen.

Bedanken möchte ich mich bei allen Betroffenen, Eltern und Angehörigen, die mir ihr Vertrauen geschenkt haben und es mir damit ermöglichten, von und mit ihnen zu lernen und dieses Buch zu schreiben.

1. Essen als Sucht

Kann Essen süchtig machen? Der Streit unter den Experten hat noch nicht zu einer eindeutigen Antwort geführt. Mit Sicherheit sind Eßstörungen psychosomatische Erkrankungen mit Suchtcharakter, bei denen Körper und Seele aufeinander reagieren und in der Folge zwanghafte, mit Kontrollverlust einhergehende Verhaltensweisen beim Essen bewirken, d. h. Verhaltensweisen, die auch beim Konsum von Suchtstoffen wie Alkohol und anderen Drogen vorkommen. Zuviel Essen oder Hungern kann in die Sucht führen. Wenn jede Gewichtsschwankung, sei sie auch noch so gering, einen Stimmungsumschwung mit sich bringt, wenn alle Gedanken um Essen oder Nichtessen kreisen, wenn Essen nicht mehr genießen heißt, sondern schlechtes Gewissen, Kalorienzählen, Heimlichkeit, Gier, Depression, wenn das Essen zur täglichen Drohung wird, dann muß von Eßstörung gesprochen werden.

Wer süchtig wird, will damit irgendeiner Seelennot ausweichen. Und Nahrungsmittel sind gut als Suchtstoff geeignet, stehen sie doch schnell, problemlos und jederzeit zur Verfügung. Essen ist häufig eine einfache Lösung, spendet Trost und Wärme, gibt dem oder der Essenden etwas, woran er oder sie sich halten kann. Oder wie im Falle der Magersucht, gibt die Verweigerung der Nahrung Kraft, d. h. das Gefühl, ein besonderer, bedürfnisloser Mensch zu sein, autonom und unabhängig. Hungern oder Essen – beides kann eine Überlebensstrategie sein. Die Betroffenen vermeiden es so, bestimmte Gefühle zu ertragen, die vielleicht noch schmerzhafter sind als der Leidensdruck, den sie infolge ihres Kontrollverlustes und ihrer Zwanghaftigkeit erfahren müssen.

2. Die Auslöser und Ursachen der Eßstörungen

Natürlich werden sich alle Eltern von eßgestörten Kindern fragen, warum denn ausgerechnet ihr Kind erkrankt ist und was die Ursachen dafür sein mögen. Allerdings bedeutet es noch lange nicht Heilung, wenn sie gefunden sind. Die Ursachenforschung bringt vielmehr oft ein schlechtes Gewissen mit sich; die Frage nach möglichen Versäumnissen, die Suche nach dem oder der Schuldigen birgt die Gefahr, die eigene Reaktionsfähigkeit zu lähmen und in Selbstmitleid und Resignation zu verfallen. Es ist aber entscheidend, sofort damit beginnen zu können, auf Veränderungen hinzuarbeiten, handlungsfähig zu bleiben bzw. zu werden. So ist es weder angemessen noch hilfreich, die „Schuldfrage" zu stellen. Das soll selbstverständlich nicht heißen, daß eine Auseinandersetzung mit der Vergangenheit innerhalb der Familie nicht wichtig wäre. Nur sollte eine solche Auseinandersetzung immer unter der Voraussetzung geführt werden, daß Eltern nach ihren Möglichkeiten und geprägt durch eigene familiäre Vorerfahrungen, nicht aber vorsätzlich falsch gehandelt haben. In meiner siebenjährigen Arbeit mit Eltern von eßgestörten Kindern ist mir keine Mutter und kein Vater begegnet, die oder der bewußt gegen die Bedürfnisse des Kindes gehandelt hätte oder diesem in irgendeiner Weise hätte schaden wollen.

Eine Eßstörung ist keine Ernährungsstörung. Die falsche oder extreme Ernährungsweise der Eßgestörten ist nicht der Grund, sondern immer eine Folgeerscheinung ihrer Erkrankung.

Meist sind Diäten der Auslöser für eine Eßstörung. Sie werden in der Hoffnung begonnen, ein vom herrschenden Schlankheitsideal vorgegebenes Wunschgewicht zu erreichen und so den elitären, schönen und erfolgreichen Vorbildern zu entsprechen. Diäten, die dann abgebrochen werden, weil sie zu anstrengend sind und nicht sofort die gewünschte Wirkung zeigen. Und selbst wenn die Diät durchgehalten wird, ist ihr Erfolg in der Regel doch nicht von Dauer: Nur eine von 200 Personen hält das mit der Diät erreichte Gewicht länger als ein Jahr, die anderen 199 aber nehmen im Vergleich zu ihrem Ausgangsgewicht zusätzlich ein Kilo zu. Und schon schließt sich der Kreis: die nächste Diät, erneuter Frust. Völlig auf Nahrung zu verzichten, das

Gegessene wieder zu erbrechen, Abführmittel zu nehmen oder es mit Appetitzüglern zu probieren, erscheint dann oft als der einfachere Weg. Nicht jedes Mädchen, das einmal eine Diät ausprobiert oder wegen seiner Figur geneckt wird, entwickelt deswegen gleich eine Eßstörung. Derartige Auslöser können nur „greifen", wenn sie bereits auf bestimmte Voraussetzungen treffen.

Die eigentlichen Ursachen der späteren Eßstörungen sind vielfältiger Art und lassen sich kaum je genau ergründen.

Möglicherweise handelt es sich um eine orale Über- oder Unterversorgung, d. h. schon im Säuglingsalter wurde eventuell mit einer zu übereifrigen und undifferenzierten bzw. zu zögerlichen Versorgung mit Nahrung auf unterschiedliche Bedürfnisse reagiert. Wie wichtig es ist, differenziert wahrzunehmen, ob sich beispielsweise Hunger, Durst, Einsamkeit, Langeweile oder Ärger in den Lautäußerungen des Säuglings artikuliert, weiß man heute. Darum sollten Mütter und Väter bereits während der Schwangerschaft entsprechend aufgeklärt und informiert werden.

Weiterhin können mangelndes Selbstbewußtsein und geringes Selbstwertgefühl Ursachen für die Ausbildung eines späteren Suchtverhaltens sein. So ist es von großer Bedeutung, dem Kind während seiner gesamten Entwicklung mit Liebe und Respekt zu begegnen und ihm zu ermöglichen, eigenständig Erfahrungen zu machen sowie Beziehungen klar und ehrlich zu erleben, so daß es ein gewisses Selbstwertgefühl von Anfang an entwickeln lernt. Auch müssen Kinder lernen, daß ein Konflikt noch keinen Weltuntergang bedeutet, sondern konstruktiv lösbar ist. Harmonie um jeden Preis sollte also kein Erziehungsprinzip sein. Auch Doppelbotschaften sollten vermieden werden, d. h. das Vermitteln von verbalen Botschaften, die emotional nicht entsprechend getragen sind. Das ist beispielsweise der Fall, wenn die Mutter zwar *sagt*, daß sie eine vom Kind geäußerte Bitte gerne erfülle, zugleich aber *spürbar* in einer Situation ist (Zeitdruck, Ärger über anderes etc.), die diese Zuwendung eigentlich überhaupt nicht zuläßt. Dies verunsichert das Kind in seinem Gefühlserleben, da es nicht mehr wissen kann, ob das, was gesagt wurde, nun stimmt oder das, was es dabei empfindet. Wiederholen sich solche ambivalenten Botschaften ständig, wird es dem Kind schwer möglich sein, seiner selbst sicher zu werden, d. h. ein stabiles Selbstbewußtsein auszubilden.

Zu den mit am weitesten verbreiteten Ursachen von Eßstörungen aber gehören sexuelle Gewalterfahrungen. Eltern eines eßgestörten Kindes werden den Gedanken, daß gerade ihre Tochter oder ihr Sohn davon betroffen ist, sicher zunächst spontan von sich weisen. Tatsache ist jedoch, daß ca. 50 % aller Frauen, Mädchen, Jungen und Männer mit Eßstörungen Opfer von sexuellen Übergriffen waren oder noch sind. Kinder, die sexueller Gewalt ausgesetzt waren, entwickeln – um nur einige der vielen möglichen Folgen aufzuzählen – Phobien, zwanghaftes Verhalten (z. B. Waschzwang), Ängste unterschiedlichster Art, Atembeklemmungen, Schwindelgefühle, Schlafstörungen, Autoaggressivität, Grenzverluste (z. B. promiskuitives Verhalten, Distanzlosigkeit, Psychosen), Verhaltensdefizite und verschiedene Persönlichkeitsprobleme wie z. B. Selbsthaß, Schuldgefühle, fehlendes Selbstwertgefühl, Probleme mit Beziehungen und mit der eigenen Sexualität sowie eben auch Suchtverhalten. Die traumatischen Erfahrungen werden von den Betroffenen häufig viele Jahre lang verdrängt. Sie spüren zwar, daß etwas mit ihnen nicht stimmt, vermögen sich jedoch keine Erklärung dafür zu geben. Körperfeindlichkeit und Selbsthaß bis hin zur Selbstzerstörung, die sich in der Folge ausbilden können, finden vielleicht in einer Eßstörung ihren sichtbaren Ausdruck, weil diese Gefühle so für die Opfer sexuellen Mißbrauchs weniger unerträglich sein mögen als in der Konfrontation mit der tatsächlichen Ursache ihrer Versehrung. Sucht wird hier zur Überlebensstrategie.

Wenn als Ursachen einer Eßstörung eine solche sexuelle Gewalterfahrung vermutet werden muß, sollten sich die Mütter unbedingt an eine Beratungseinrichtung wenden (siehe auch das Adressenverzeichnis im Anhang), bevor sie mit ihrer Tochter oder ihrem Sohn sprechen. Eigene Nachforschungen können hier leicht weiteren Schaden anrichten.

In welcher Form sich die Sucht dann ausprägt, hängt mit den jeweiligen Auslösern zusammen. Auslöser können, neben Diäten, Neckereien von Freunden oder gut gemeinten Bemerkungen zur Figur von Autoritätspersonen, aber ebenso auch konfliktreiche Trennungs- oder Ablösungssituationen sein, z. B. in der Pubertät oder bei einer Scheidung der Eltern. Solche Auslöser kann es immer geben. Wenn sie sich auch nicht gänzlich außer Kraft setzen lassen, so kann man vielleicht doch in gewissem Maße gegenwirken, z. B. durch den Versuch, das gängige Schönheitsideal kritisch zu überdenken, das gerade von Frauen fordert, um jeden Preis schlank zu sein. Das würde zumindest vielen weiblichen Jugendlichen den Druck nehmen, gnadenlos an sich selbst herumzumanipulieren.

Eltern und Angehörige haben hier eine erste Möglichkeit einzugreifen: Machen Sie den Diätenwahn nicht mit, nehmen Sie eine kritische und differenzierte Haltung gegenüber den Schlankheits- und Schönheitsidealen ein und versuchen Sie, mit dem Mädchen darüber zu sprechen.

3. Die Eßstörung

Im Zusammenhang mit Eßstörungen stellt sich zunächst einmal natürlich auch die Frage nach dem „richtigen" Gewicht.

Essen, wenn man hungrig ist und aufhören, wenn man satt ist – dies ist im Idealfall der einfachste Weg, sein individuelles Wohlfühlgewicht zu finden. Im allgemeinen aber ist das Verhältnis zum eigenen Gewicht problematischer: wiegt man zuviel?, wiegt man zuwenig? – der Maßstab, an dem sich viele orientieren, ist das sogenannte Normalgewicht. Dieses wurde lange Zeit mit Hilfe der Broca-Gewichtstabelle bestimmt (Größe in cm minus 100), das Idealgewicht, das Mädchen in der Regel anstreben, liegt danach noch einmal 10 % unter dem so errechneten Normalgewicht. Heute richtet man sich jedoch nach dem Body Maß Index (BMI). Er berechnet sich wie folgt: Körpergewicht dividiert durch Körpergröße zum Quadrat, also hat z. B. ein Mädchen, das bei einer Größe von 1,60 m 60 kg wiegt, einen BMI von 23,4 (60:1,6:1,6). Ein BMI von über 30 indiziert kritisches Übergewicht, von unter 19 Untergewicht; der Richtwert für das Normalgewicht ist bei Frauen 22–24, bei Männern 25. Für die Bestimmung des Normalgewichtes bei Kindern bis zu etwa 14 Jahren ist diese Berechnungsmethode allerdings nicht geeignet, hier müßte man sich am sogenannten Referenz-Körpergewicht orientieren (vgl. Anhang I).

a) Erste Erkennungszeichen für eine beginnende Essstörung

Wie bereits erwähnt, werden Eßstörungen häufig durch eine Diät ausgelöst. Der Diätwunsch resultiert aus einer Unzufriedenheit mit dem eigenen Erscheinungsbild und Körpergewicht, man hält sich nicht für attraktiv genug. Der Wunsch nach Anerkennung gehört sicher zu den Grundbedürfnissen eines jeden Menschen. Wenn nun Attraktivität Voraussetzung für Anerkennung bildet und diese Attraktivität wiederum an ein bestimmtes Körpergewicht gebunden wird, scheint die Lösung einfach: Erst einmal schlank sein ...

Es gibt inzwischen Hunderte von Diäten auf dem Markt. Wenn ein Mädchen einmal die eine oder andere ausprobiert, ist das noch kein

Grund zur Panik. Es gehört zur Pubertät, daß sich Jugendliche verstärkt mit ihrem Aussehen beschäftigen. Kaum jemand wird es in unserer heutigen Gesellschaft umgehen können, mit Diäten und dem Schlankheitswahn konfontiert zu werden. Wir werden von den Medien förmlich damit bombardiert. Es erfordert schon ein starkes Selbstbewußtsein und Mut zur Individualität, sich davon nicht beeinflussen und irritieren zu lassen. So zielen beispielsweise die Werbespots im Fernsehen bewußt auf Gefühle, die, wie suggeriert wird, über bestimmte Nahrungsmittel vermittelt würden: Wenn ich dies esse, wird mir so zumute ... also ein positives Lebensgefühl durch Konsum, Gefühle aus zweiter Hand. Danach werden noch die schlanken Models gezeigt, via Fernsehen ein Schönheitsideal etabliert, das sich über Schlankheit definiert. Und wenn man nur die richtigen Produkte kauft, ist es ja auch so einfach, schlank und schön zu sein! So mancher Teenager löchert die Mutter so lange, bis sie das teure Diätprodukt kauft, das angeblich ebenso schnell wie leicht schlank macht.

Wenn sich bei Ihrer Tochter eine starke Unzufriedenheit mit dem eigenen Körper ausprägt und diese auch anhält, dann sollten Sie nicht mit einer gemeinsamen Diät oder dem Kauf von Schlankheitsprodukten reagieren. Weder Diäten noch Medikamente oder Schlankheitsprodukte machen auf Dauer gesehen schlank. Im Gegenteil haben Langzeitstudien über fünf Jahre bewiesen, daß alle Befragten später wieder ebenso übergewichtig waren, z. T. sogar noch mehr Übergewicht hatten als vor den Gewichtsreduktionsmaßnahmen. Sie sollten aber einen Diätwunsch Ihrer Tochter immer ernst nehmen: nicht, indem Sie sie bei diesem Unternehmen unterstützen oder es verbieten, sondern indem Sie gemeinsam mit ihr herauszufinden versuchen, warum ihr Körpergefühl schlecht ist, warum sie sich zu dick fühlt, welche Gefühle sie mit dem Essen eventuell kompensiert. Versuchen Sie, ihr deutlich zu machen, welche Gefahren in einer Diät liegen. Abnehmen ist auch durch Bewegung und geringfügige Ernährungsumstellung (z. B. auf fettarmes Essen) möglich. Solch ein Gespräch ist allerdings nur dann noch von Wirkung, wenn noch keine massive Eßstörung ausgebildet ist. Gegebenenfalls – wenn sich das Sprechen darüber als Reizthema und (auch bei Ihnen) als zu emotionsbeladen erweisen sollte – ist es vielleicht auch geboten, eine außenstehende Person zu Rate zu ziehen. Das kann jemand aus einer Beratungseinrichtung sein, eine Therapeutin oder eine andere Vertrauensperson (Lehrerin, Freundin).

Wenn Sie ein solches Gespräch sinnvoll führen wollen, müssen Sie natürlich auch Ihr Eß- und Trinkverhalten und Ihre Einstellung zum eigenen Körper kritisch überdenken. Sollten Sie selbst ständig über Ihre Figur klagen, Abführmittel und Appetitzügler nehmen oder Diätversuche unternehmen, ist Ihre Argumentation von vornherein unglaubwürdig. Weiterhin sollten Sie sich fragen, welchen Stellenwert das Essen in Ihrer Familie hat, ob Essen als Belohnung bzw. Essensentzug als Bestrafung eingesetzt wird und wie sich die Kommunikation während der gemeinsamen Mahlzeiten gestaltet.

Nicht nur der Beginn einer Diät kann ein Alarmsignal sein, sondern auch schon ein gezügeltes Eßverhalten. Wenn z. B. nach 18 Uhr nichts mehr gegessen oder grundsätzlich nur noch bestimmte, kalorienarme Nahrung zu sich genommen wird, hat dies bereits Auswirkungen auf den Stoffwechsel; der Körper lernt, zeitweise auf Sparflamme zu leben. Das natürliche Eßverhalten, das Hunger und Sattsein signalisiert, gerät durcheinander. Beim Essen richtet man sich nicht mehr nach eigenen Gefühlen und Bedürfnissen, sondern nach der erlaubten Kalorienmenge. Die Entfremdung vom eigenen Körper, das Leugnen eigener Bedürfnisse ist die Folge. Der Kampf beginnt. Ein Kampf, der auf Kosten des Körpers und gegen den eigenen Körper ausgetragen wird.

Die Versuche, das Körpergewicht zu manipulieren, können in die Sucht führen: Entweder ich diäte so perfekt, daß ich selbst die in der Diät vorgeschriebene Kalorienmenge unterschreite und die Nahrungszufuhr extrem reduziere (Magersucht), oder ich halte die Diät einige Zeit durch, habe dann einen Einbruch mit einer mir unerlaubten Eßmenge und versuche, dies wieder ungeschehen zu machen (Bulimie), oder ich gebe den ganzen Diätzirkus auf, bin frustriert über meine Unfähigkeit und stopfe erst recht in mich hinein (Eßsucht).

Wenn Ihr Kind auf dem Wege ist, eine Eßstörung zu entwickeln, wird es sich auch in seiner Persönlichkeit verändern. Deutliche Veränderungen im Verhalten (wie z. B. Antriebsschwäche, Lethargie, Resignation oder extreme Aktivitäten, Unruhe und Konzentrationsschwäche, unerklärliche Aggressionen, Unzuverlässigkeit, starke Ambivalenzen, Abwehr, Egozentrik, Widerstand) können selbstverständlich auch einfach pubertär bedingt sein. Wenn sie jedoch in Kombination mit einem veränderten Eßverhalten auftreten, sollten sie als Zeichen für eine sich eventuell ausbildende Eßstörung gesehen werden. Im

Gespräch mit Ihrem Kind sollten Sie insbesondere auch solche Verhaltensänderungen und nicht nur die Frage des Körpergewichts oder des Eßverhaltens zum Thema machen.

b) Die Symptomatik und Folgeschäden der einzelnen Essstörungen

Latente Eßsucht

Eine eher unauffällige, sozial akzeptierte und gerade unter jungen Mädchen sehr verbreitete Eßstörung ist die latente Eßsucht. Darunter ist ein Eßverhalten zu verstehen, das zeitweise kontrolliert und geregelt ist, dann aber durch Phasen von maßloser, unkontrollierter Nahrungsaufnahme mit entsprechender Gewichtszunahme abgelöst wird. Süßigkeiten oder hochkalorische Lebensmittel werden dann bevorzugt verschlungen. Starke Gewichtsschwankungen innerhalb kurzer Zeit sind für diese Eßstörung typisch; die Betroffenen haben – je nachdem, ob sie sich gerade in der unkontrollierten oder kontrollierten Eßphase befinden, entweder leichtes Übergewicht oder Normal- bzw. leichtes Untergewicht.

Körperlich wirkt sich die latente Eßsucht hauptsächlich in der starken Belastung des Kreislaufs aus. Die eigentliche Gefahr für die Betroffenen besteht darin, daß sie eventuell massive Gewichtsreduktionsmaßnahmen ergreifen und andere Formen der Eßstörung entwickeln können. Die Prophylaxetätigkeit in Schulen zeigt, daß sich mehr und mehr normalgewichtige, manchmal sogar untergewichtige Mädchen für zu dick halten. Viele davon sind auf dem besten Wege, Eßstörungen zu entwickeln. Oft steht die latente Eßsucht am Anfang und wird dann von schwereren Formen der Eßstörung abgelöst: Da es mit jeder neuen Diät schwerer wird abzunehmen, greifen die Mädchen entweder zu immer drastischeren Mitteln der Gewichtsmanipulation (Bulimie/Magersucht) oder resignieren in extremer Weise (Eßsucht).

Eßsucht

Nicht jede Eßstörung kann man den Betroffenen ansehen. Übergewicht nun läßt sich nur schwer verbergen, doch kann es keinesfalls gleich mit Eßsucht identifiziert werden. Ob jemand mit Übergewicht zugleich auch eßsüchtig ist, hängt davon ab, in welchem Maße Essen das Leben des- oder derjenigen insgesamt beherrscht.

Eßsüchtigen wird Essen zum Ersatz für alle nicht gelebten Gefühle. Sie stopfen wahllos Nahrung in sich hinein und versuchen, sich auf diese Weise zu trösten, Langeweile zu überbrücken, Aggressionen wegzufuttern, sich ruhigzustellen. Sie essen in der Regel mit schlechtem Gewissen und heimlich, manchmal auch mit Lust, dies aber nie ohne anschließende Reue. Sie haben kein Gefühl dafür mehr, ob sie eigentlich hungrig oder satt sind; ihr eigener Körper ist ihnen in seinen Bedürfnissen fremd; sie empfinden ihm gegenüber Ekel und Ablehnung. Sie vermeiden es, in den Spiegel zu sehen, und hassen sich für ihre Fresserei. Eßsüchtige essen regelmäßig zuviel und zu fett, in extremen Fällen beinahe wie Automaten, ohne jede Wahrnehmung und Kontrolle. Sie bekommen Entzugserscheinungen, wenn nichts zu essen in der Nähe ist. Sie haben Angst zu verhungern und können nicht unterscheiden, ob sie emotionalen oder körperlichen Hunger haben. Gier quält sie, nichts macht sie wirklich satt und für eine gewisse Zeit zufrieden. Sie fühlen sich fremdgesteuert und nicht souverän. Sie sind sich selbst ein schwarzes, unersättliches Loch und können auf ihre körperlichen und seelischen Signale, die sie in ihrem Wechselspiel nicht zu deuten wissen, nicht anders als mit Essen reagieren.

Ihr Bestreben, trotz ihres Übergewichts akzeptiert zu werden, führt dazu, daß sie sich leicht ausnutzen lassen, sich aufopfern, ihre Grenzen nicht finden und sich schnell überfordern. Oft kommt es in Reaktion auf ein solches Gefühl der Überforderung wieder zu einem Frustessen, denn sie glauben, daß das Essen ihnen die Kraft geben wird, die ihnen in der Situation mangelt. Der Fernsehkonsum von Eßsüchtigen ist im allgemeinen auffallend hoch, der dadurch geförderte Bewegungsmangel begünstigt eine weitere Gewichtszunahme. Der Schutzpanzer des Übergewichtes verleiht scheinbare Sicherheit: vor Angriffen, vor Nähe, vor Sexualität und Intimität; er signalisiert: Laßt mich in Ruhe – das wirkliche Leben wird auf später verschoben, auf die Zeit, in der sie dann nicht mehr zuviel wiegen werden ...

Übergewicht kann zwar u. a. zu Bluthochdruck und Diabetes sowie Gelenkschäden führen, solche körperlichen Folgeschäden sind jedoch bei Kindern und Jugendlichen sehr selten. Übergewicht ist für sie in aller Regel kein gesundheitliches Problem; sie leiden vor allem unter den seelischen Auswirkungen durch die permanente Stigmatisierung. Gerade übergewichtige Kinder und Jugendliche werden häufig auf das grausamste verspottet und in eine Außenseiterrolle gedrängt. Bei einer Umfrage unter Kindern im letzten Jahr äußerten die meisten von ihnen, daß sie lieber behindert als dick sein wollten. Das Image von Dicken wird immer schlechter; selbst wenn sie zuweilen noch als gemütlich und ausgeglichen gelten, so doch nie und nimmer als attraktiv; eine übergewichtige Freundin oder einen übergewichtigen Freund wollen Jugendliche selten. Hemmungen, Kontaktschwierigkeiten, Minderwertigkeitsgefühle sind die Folge, der eigene Körper wird abgelehnt (und als Konsequenz der psychischen Schädigungen natürlich doch in Mitleidenschaft gezogen) und wieder einmal wird im Essen Trost gesucht: der Kreis schließt sich. Diese Verhaltensmuster haben meist ein Leben lang Bestand; 90 % der erwachsenen Eßsüchtigen waren bereits als Kind übergewichtig; noch im Erwachsenenalter trösten sie sich mit dem Essen und benutzen es als Ersatz für nicht gelebte Gefühe.

Magersucht

Das gängige Schönheitsideal macht es schwer, zu sehen, ob jemand eigentlich noch schlank bzw. doch schon stark untergewichtig ist. Zudem kaschieren Magersüchtige ihr starkes Untergewicht oft mit „zwiebelartiger" Kleidung, so daß es oft erst sehr spät von anderen wahrgenommen wird.
Die Zahl der Magersüchtigen ist in den vergangenen 10 Jahren stark angestiegen, ca. 1 % der Mädchen in den westlichen Industrieländern sind magersüchtig, 4 % gefährdet; bei Mädchen tritt diese Eßstörung 10–15 mal häufiger auf als bei Jungen (Angaben nach: Petra Mader, Gestörtes Eßverhalten, Neuland Verlag, 1991).
Es ist nicht ungewöhnlich, daß Magersüchtige zuvor einmal eßsüchtig waren; das pummelige Kind steigt dann über Diätversuche in die Magersucht ein. Auf jeden Fall geht in der Regel eine Phase der starken Unzufriedenheit mit dem eigenen Körper der Magersucht voraus. Ein gezügeltes Eßverhalten oder eine Diät ist häufig der erste Schritt hin zu einer schließlich völlig rigorosen Nahrungskontrolle und -einschränkung. Eine starke Gewichtsabnahme innerhalb kürzester Zeit (bis zu 20 % des Ausgangsgewichtes) ist keine Seltenheit.

Magersüchtige haben eine gestörte Körperwahrnehmung. Sie fühlen sich immer zu dick, selbst bei extremem Untergewicht. Sie verbieten sich Lustgefühle jeder Art, dazu zählt natürlich auch Essen. Bedürfnisse erinnern an die Existenz des eigenen Körpers und werden verleugnet. Magersüchtige fühlen sich nicht, haben beispielsweise auch keine Empfindung dafür, ob ihnen kalt oder warm ist (bzw. verbieten sich, dies wahrzunehmen). In späten Stadien der Magersucht kommt es häufig zu Selbstverletzungen, wohl als extreme und letzte Möglichkeit, den eigenen Körper noch zu spüren.

Magersüchtige essen stark kontrolliert und oft auch ritualisiert. Sie haben panische Angst vor jeder auch noch so geringen Gewichtszunahme. Essensmengen werden grammweise berechnet und sie selbst stehen, so oft es geht, auf der Waage; ihr Wohlbefinden hängt ganz und gar vom Körpergewicht ab.

Magersüchtige leiden auch unter Hungergefühlen, die sie allerdings nie eingestehen würden. Manchmal kann es dann zu Eßanfällen kommen, die sie danach über Erbrechen, Abführmittelmißbrauch oder extremen körperlichen Einsatz beim Sport wieder ungeschehen zu machen suchen.

Gnadenlos und streng gehen sie mit sich und auch mit ihrer Umwelt um. Alles muß unter Kontrolle sein. Sie streben mit aller Macht nach Autonomie, ihr Ziel ist es, unabhängig zu sein – unabhängig auch von, wie sie es empfinden, trivialen Bedürfnissen wie Essen. Sie freuen sich daran, daß sie die Kraft haben, nicht essen zu müssen. Das gibt ihnen ein Gefühl von Macht, von Reinheit, von Einzigartigkeit.

Der Umgang mit ihnen ist anstrengend, ihr Standardsatz ist „Ja, aber ..." Sie diskutieren unendlich und neigen dazu, alles über den Verstand regeln zu wollen. Sie definieren sich über Leistung, geistige wie körperliche. Sie sind meist sehr intellektuell, oft Klassenbeste und zudem hochmotorisch. Erst in Spätstadien der Magersucht wirken sie lethargisch, apathisch und matt.

Ein magersüchtiges Kind kann die ganze Familie dominieren, u. a. kann es sie mit seinem Wunsch tyrannisieren, daß die anderen das tun sollen, was es selbst nicht will, nämlich essen. Wenn Geschwister und Eltern sich fügen, damit nicht alles noch schlimmer wird, kann eine Familiendynamik entstehen, die viel Leid schafft und ohne Hilfe von außen kaum noch aufgelöst werden kann. Erschwert wird die Situation zusätzlich dadurch, daß Magersüchtige lange Zeit keine Krankheitseinsicht zeigen und nur äußerst schwer zu bewegen sind, Hilfe anzunehmen. Häufig muß erst schon ein völliger körperlicher Zusammenbruch eingetreten sein, bevor sich diese Haltung ändert.

Magersucht kann sich auf vielerlei Weise körperlich auswirken, die Schädigungen sind jedoch zu einem hohen Maße reversibel (heilbar). Durch die ständige Unterernährung z. B. schwindet der Fettanteil im Gewebe, Hormonmangel und damit auch Ausbleiben der Menstruation, Osteoporose wie auch trockene Haut und brüchige Nägel sind die Folge. Der Stoffwechsel ist beeinträchtigt, der Puls wird langsamer, die Körpertemperatur sinkt; es kommt zu Müdigkeit, Frieren und Verstopfung, Überempfindlichkeit gegen Geräusche und Licht, Konzentrationsschwäche. Bei chronischer Magersucht können die inneren Organe atrophieren (schrumpfen), auch die Körperbehaarung verändert sich eventuell, d. h. ein Haarflaum kann den Großteil des Körpers überziehen.

Zu den seelischen Folgen dieser streng kontrollierten Lebenshaltung gehören der Verlust der Kontaktfähigkeit und starker Selbsthaß nach Kontrollverlust bei der Nahrungsaufnahme. Der totale Rückzug auf sich selbst führt zu Vereinsamung; Depressionen und Suizidgedanken bleiben häufig nicht aus.

Bulimie

Bulimikerinnen, also Mädchen oder Frauen, die Essen wahllos in sich hineinstopfen und danach die Kalorienzufuhr ungeschehen zu machen suchen (meist durch Erbrechen), sind von ihrem äußeren Erscheinungsbild her unauffällig. Sie sind normalgewichtig, eher leicht untergewichtig, nur in Ausnahmefällen übergewichtig. Sie wirken gepflegt, achten sehr auf ihr Aussehen, sie sind sehr leistungsbezogen und lange Zeit meist auch erfolgreich, sie funktionieren perfekt. Sie wahren lange Zeit den schönen Schein; erst in einem Spätstadium der Bulimie kann sich dies bis hin zur äußeren Verwahrlosung verkehren. Das genaue Krankheitsbild der Bulimie ist erst seit 1980 bekannt. Unter Jugendlichen, insbesondere auch unter Studentinnen, ist Bulimie äußerst weit verbreitet. In den USA soll jede dritte Studentin, in Deutschland jede 20. Frau im Alter zwischen 15 und 50 Jahren betroffen sein. Die Dunkelziffer ist hoch. Es gibt auch männliche Bulimiker, Jugendliche wie Erwachsene. Viele Bulimikerinnen waren in der Pubertät magersüchtig.

Bulimia Nervosa wird in den DSM III-Kriterien (Diagnostische Kriterien für Psychische Erkrankungen) folgendermaßen bestimmt:

Es kommt wiederholt zu Freßanfällen, bei denen in kurzer Zeit eine große Menge kalorienreicher, leicht verzehrbarer Nahrung aufgenommen wird (mind. zwei Anfälle pro Woche über einen Zeitraum von mind. drei Monaten); diese Heißhungerattacken sind von dem Gefühl begleitet, das Eßverhalten in keinster Weise mehr unter Kontrolle halten zu können; auf die Freßanfälle wird mit selbstindiziertem Erbrechen, Medikamentenmißbrauch (Abführmittel, Entwässerungstabletten), strengen Diät- bzw. Fastenphasen und/oder übermäßige körperliche Betätigung reagiert, um so eine Gewichtszunahme zu verhindern. Ein weiteres Symptom der Bulimie ist die ständige und übertriebene Beschäftigung mit der eigenen Figur und dem eigenen Gewicht.

Am Anfang einer sich ausbildenden Bulimie kann häufig eine scheiternde Diät stehen. Wenn die in der Diät erlaubte Nahrungsmenge deutlich überschritten wurde, verfallen viele auf die Lösung, das zuviel Gegessene über Erbrechen und/oder Abführmittel wieder loszuwerden. Lange Zeit sind die Betroffenen überzeugt, ihr Verhalten steuern zu können. Sie gestehen sich erst sehr spät ein, daß sie die Entscheidung darüber, ob sie erbrechen oder nicht, nicht mehr kontrollieren können, daß ihr Verhalten zum Zwang geworden ist. Das selbstinduzierte Erbrechen oder das Schlucken von Abführmitteln wird ein unbedingtes Muß nach jeder Mahlzeit, nach jeder Nahrungszufuhr, die panische Angst vor einer Gewichtszunahme erzeugt zusätzlichen Druck.

Bulimie ist eine Erkrankung, die die Betroffenen sehr zu verheimlichen suchen. Sie schämen sich ihres abnormen Verhaltens und versuchen mit allen Mitteln, ihre Eßanfälle und ihr Erbrechen zu verbergen. In der Öffentlichkeit essen sie kontrolliert, sie achten häufig auch auf gesunde Ernährung. Die typischen Freßanfälle zelebrieren sie heimlich, nachts oder wenn gerade niemand im Hause ist. Falls sie erbrechen, so wird dies mit Musik im Badezimmer oder mit dem laufenden Wasserhahn akustisch kaschiert. Bulimikerinnen sind unendlich erfindungsreich darin, ihre Eßstörung für andere nicht erkennbar werden zu lassen. Sie finden immer wieder – mehr oder auch weniger überzeugende – Erklärungen, wenn jemand einen Verdacht äußert.

Bulimikerinnen sind von einer Entweder-Oder-Haltung geprägt; hinein mit dem Essen oder heraus damit; ja oder nein; schwarz oder weiß; die absolute Perfektionistin oder die Versagerin. In ihren Entscheidungen gibt es keine Grauzonen, keine Spielräume. Sie können sich selten auf jemanden wirklich einlassen. Sie neigen dazu – und dies verstärkt sich mit zunehmender Intensität ihrer Erkrankung – soziale Kontakte sehr oberflächlich zu halten. Auch in der Sexualität, wenn sie sie leben, lassen sie meist nicht wirklich Nähe zu.

Eine Eßstörung wie die Bulimie ist sicher auch in Zusammenhang zu bringen mit der schwierigen Situation, mit der sich junge Mädchen angesichts von divergierenden Rollenerwartungen, die an sie herangetragen werden, konfrontiert sehen: Karrierefrau, Mutter, Geliebte und Ehefrau. Auch Jungen können durch die Rollendiffusion in unserer Gesellschaft Verunsicherung erfahren und es, wie die Mädchen, als sehr problematisch erleben, für sich eine Orientierung zu finden.

Bulimie kann u. a. Schwellungen der Speicheldrüsen, Zahnschmelzschäden, Speiseröhrenrisse, Magenwandperforation sowie Entgleisungen des Elektrolythaushaltes (Kalium-, Magnesiummangel), die zu Nierenschäden und Herzrhythmusstörungen führen, verursachen. Die Menstruation kann ausbleiben.

Seelische Folgen sind ein starkes Gefühl der Scham, Selbstekel und -haß; das Vermeiden von näheren sozialen Kontakten führt zu Beziehungslosigkeit. Depressionen wie auch Suizidgedanken oder -versuche gehören oft zu den Begleiterscheinungen dieser Erkrankung.

c) Suizidgedanken und Suizidversuche

Suizidgedanken und Suizidversuche sind im Zusammenhang mit Eßstörungen nicht selten.

Eßstörungen, insbesondere die Magersucht, treten vor allem in der Pubertät auf. Diese Zeit der Ablösung vom Elternhaus und der grundsätzlichen Umorientierung erleben viele Jugendliche – und das ist sowohl im Hinblick auf die Ausbildung von Eßstörungen wie die suizidale Gefährdung wichtig – als äußerst schwierig und bedrohlich. Ein Suizidversuch ist bei Jugendlichen nicht Ausdruck eines tatsächlichen Todeswunsches, sondern – wie auch die Eßstörungen – ein

Notsignal an die Eltern und die Umwelt: Ich kann *so* mit Euch nicht leben ...

Viel hängt davon ab, daß die Eltern den pubertären Ablösungsprozeß mittragen und unterstützen. Dazu gehört auch, daß Konflikte und Auseinandersetzungen innerhalb der Familie aggressiv geführt werden dürfen, ohne Angst, deswegen abgelehnt zu werden und die Liebe der Eltern zu verlieren. Wichtige Außenbeziehungen sollten zugelassen werden, ohne daß die Eltern dabei mit Bemerkungen wie „Der ist doch sowieso nicht gut genug für Dich" oder „Was sind denn das für Freundinnen" zu intervenieren suchen, diese ersten Verselbständigungsversuche sollten akzeptiert und gefördert werden.

Auch der Verlust eines nahestehenden Menschen oder krisenhaft erfahrene Veränderungen (wie Umzug oder Schulwechsel) können gerade in diesem Alter einen Ausnahmezustand hervorrufen und zu einem gefährlichen Gefühlschaos führen, aus dem die Jugendlichen nicht mehr aus eigener Kraft herausfinden können.

Suizidgedanken können in verschlüsselten Botschaften wie: „Ich weiß nicht mehr, wie es weitergehen soll", „Ich weiß nicht, ob ich noch da bin" oder in Kritzeleien, Zeichnungen, schriftlichen Äußerungen, die sich mit dem Thema Tod oder Sinn des Lebens beschäftigen, ihren Ausdruck finden. Aber auch ein melancholisches Rückzugsverhalten, das Vermeiden des Kontaktes mit Gleichaltrigen bzw. eine völlig gegenteilige Persönlichkeitsveränderung hin zu einem permanent überdrehten Verhalten (nach dem Motto: meine Handlungen werden ja eh keine Folgen mehr haben) können Signale sein. Wenn Sie Tagebucheintragungen ihres Kindes lesen sollten, die auf eine Suizidgefährdung hindeuten, müssen Sie den Vorwurf des Vertrauensbruches riskieren und Ihr Kind unter allen Umständen darauf ansprechen. Vielleicht war es ja auch seine vor- oder halbbewußte Absicht, Sie diese Eintragungen finden zu lassen. Wenn Sie mit Ihrem Kind sprechen, machen Sie ihm nie Vorwürfe wegen solcher Gedanken, sondern versuchen Sie, ihm durch das Darüber-Sprechen eine Chance zu geben, sich von seinen Suizidphantasien zu befreien.

Magersüchtige und Bulimikerinnen leiden häufig unter Depressionen. In diesen Phasen äußern Betroffene den Wunsch, nicht mehr aufwachen, endlich Ruhe haben zu wollen. Sie neigen auch zu extremem Nägelkauen und Selbstverstümmelungen durch Kratzen und Stechen. Selbstverletzungen sind verzweifelte Versuche, sich selbst zu spüren;

sie sind aber auch eindeutige Zeichen dafür, wie wenig Überwindung es die Betroffenen kostet, ihren Körper zu zerstören. Wenn Sie solche Anzeichen bei Ihrem Kind bemerken, so sprechen Sie mit ihm darüber und schalten Sie vor allem auch professionelle Hilfe ein.

Für selbstmordgefährdete Kinder und Jugendliche und deren Angehörige gibt es spezielle Beratungseinrichtungen. Auch die Wohlfahrtsverbände (u. a. Caritas, DPWV, Diakonie, AWO) und andere kirchliche Einrichtungen können Ihnen hier mit Informationen weiterhelfen. Im Falle einer akuten Bedrohung sollten Sie sich an eine Kriseninterventionsstation in einem Krankenhaus in Ihrer Nähe wenden. Während weitere Hilfe eingeleitet wird, kann Ihr Kind dort in der Regel bis zu drei oder fünf Tage medizinisch und psychotherapeutisch betreut werden. Sicherheitshalber sollten Sie bereits bei der ersten Selbstmorddrohung Ihres Kindes die Adresse einer geeigneten Kriseninterventionsstation ausfindig machen. Sie können dann im Notfall Ihr Kind selbst in dieses Krankenhaus fahren. Wenn Sie einen Krankenwagen rufen, ist dieser verpflichtet, einfach das nächstliegende Krankenhaus anzufahren.

Eine Zwangseinweisung ist die letzte Möglichkeit, die stark Suizidgefährdeten vor sich selbst zu schützen. Dies ist ein überaus problematisches Vorgehen, das wirklich nur in einer akuten Bedrohungssituation und als allerletztes Mittel in Betracht gezogen werden sollte. Prüfen Sie bitte vorher alle anderen Möglichkeiten. Holen Sie sich – auch um nicht selbst panisch zu reagieren – Rat und Unterstützung in einer Beratungsstelle oder bei einer Therapeutin bzw. einem Therapeuten. Wenn Ihr Sohn oder Ihre Tochter bereits therapeutisch arbeitet, informieren Sie die Therapeutin über die Selbstmordgedanken Ihres Kindes. Versuchen Sie auf keinen Fall, dieses bedrohliche Problem alleine bzw. nur familienintern zu lösen. Sollte Ihr Kind Hilfe ablehnen, holen Sie sich Hilfe. Die Gespräche, die Sie führen, werden – zumindest mittelbar – auch Ihrem Sohn oder Ihrer Tochter helfen.

4. Beziehungsstrukturen und Kommunikations-
muster in den Familien

Ihre Familie funktioniert – wie jede andere auch – nach ihrem ganz speziellen System. Dieses hat sich aus den wechselseitigen internen Beziehungen heraus entwickelt und trägt zur Stabilität der Familie bei; jede Veränderung bedeutete zunächst einmal eine Destabilisierung der etablierten Strukturen und eine entsprechende Verunsicherung der einzelnen Familienmitglieder. Dasselbe System hat jedoch auch dazu beigetragen, daß Ihr Kind eine Eßstörung ausgebildet hat. Das ist ein Signal, ein Hinweis dafür, daß die Familienstruktur in sich problematisch sein muß. Da sich ein solches Familiensystem aber über viele Jahre hinweg eingespielt und eingeschliffen hat, ist es nicht leicht, es zu verändern, d. h. neue Beziehungsmuster und – als notwendige Voraussetzung dafür – neue Kommunikationsmuster zu finden. Auch um einer immer vorhandenen „Blindheit" gegenüber eigenen Verhaltensgewohnheiten von vornherein vorzubeugen, sollten Sie sich als Familie unbedingt Unterstützung von außen holen (vgl. dazu auch Kap. 6).

Natürlich gibt es nicht die typische Eßstörungsfamilie. Oft aber treten die einzelnen Eßstörungen in Kombination mit je bestimmten Familienstrukturen auf. Solche bezeichnenden Zusammenhänge von Eßstörung des Kindes und familiären Interaktionen sollen durch die folgenden Fallbeispiele vor Augen geführt werden.

FAMILIE C. MIT LATENT ESSÜCHTIGER TOCHTER KERSTIN

Die Ausgangssituation und die Reaktionen der Familie

Zur Familie C. gehören die Mutter (teilzeitberufstätig, 41 Jahre), der Vater (Handwerker, 45 Jahre), zwei Töchter (Schülerinnen, 8 und 15 Jahre) und ein Sohn (Lehrling, 19 Jahre). Die Eltern der Mutter leben im selben Haus, in der unteren Etage; oft sind die Kinder bei den Großeltern, auch zum Essen. Zu anderen Verwandten (die Mutter hat sechs

Geschwister) besteht ebenso ein reger Kontakt; häufig trifft man sich zu Familienfesten; das Familienleben ist intensiv. Das kleine Haus, in dem sie wohnen, ist noch nicht ganz abbezahlt; jedes Kind hat sein eigenes Zimmer.

Der Vater: Warum kann sie sich nicht beherrschen?

Der Vater hat einen körperlich anstrengenden Beruf. Abends ist er meist völlig erschöpft, nur zum Fernsehen und Zeitunglesen reicht es gerade noch. Die Kinder hat er gern, doch vor allem will er, wenn er zu Hause ist, auch seine Ruhe haben. Ab und zu greift er deswegen mal hart durch, dann setzt es auch mal was. Er ist zufrieden mit seinem Leben und seiner Familie.

Der Vater sieht mit Unmut, daß die Figur seiner Tochter der seiner Frau immer ählicher wird. Sie ist doch sonst ein hübsches Mädchen. Er versteht nicht, warum sie sich beim Essen nicht beherrschen kann. Wenn sie gerade wieder am Abnehmen ist, ermutigt er sie immer durchzuhalten und sagt ihr, wie gut sie jetzt aussieht. Eigentlich interessiert es ihn nicht wirklich, er versteht dieses ganze Theater ums Gewicht nicht, aber Frauen sind nun einmal so, denkt er, seine eigene verhält sich ja auch nicht anders. Er weiß, wie wichtig es heutzutage ist, gut auszusehen. Er sieht sich in Zeitschriften auch gern Photos von schönen Frauen an und macht dann die eine oder andere Bemerkung, seine Frau versteht diese Anspielungen schon.

Die Mutter: Das wird schon ...

Die Mutter ist stolz auf ihre Kinder. Mit ihrem Teilzeitjob bessert sie die Familienkasse ein wenig auf. Im Supermarkt an der Kasse zu sitzen macht ihr nicht unbedingt Vergnügen, aber auf der anderen Seite ist es auch gut, nicht nur den Haushalt machen zu müssen. Die Großmutter hilft ihr im Haushalt, trotzdem fehlt für Hobbys und Freundinnen die Zeit. Die Mutter ist schon seit ihrer Kindheit dick, die Diäterei hat sie aber inzwischen aufgegeben. Die Mutter weiß, was sie selbst alles ertragen mußte, weil sie dick war und will ihren Kindern solche Erfahrungen ersparen. Die ältere Tochter aber beginnt, ebenfalls Gewichtsprobleme zu haben. Sie hat ihr zunächst beim Abnehmen zu helfen versucht, ihr eine Diät angeboten, besonders gesund gekocht.

Gegen die von Zeit zu Zeit auftretenden extremen Eßanfälle der Tochter aber konnte sie nichts tun, hier fühlt sie sich machtlos. Sie hat nun aufgehört, sich darum zu kümmern, soviel Zeit hat sie auch wieder nicht, und phasenweise kann ihre Tochter sich ja beherrschen, dann ißt sie tagelang nur Joghurt und Obst. An anderen Tagen jedoch finden sich wieder Berge von leeren Gummibärchentüten und von Schokoladenpapier im Papierkorb der Tochter. Doch das wird schon vorübergehen.

Die Großeltern: Das ist doch nur Babyspeck ...

Die Großeltern sind stets über alle Familienvorkommnisse auf dem laufenden. Sie machen sich oft nützlich, der Großvater im Garten, die Großmutter im Haushalt. Sie bekocht die Kinder gern und freut sich, wenn sie so richtig zugreifen. Über die Gewichtsprobleme der Enkelin sind sie allerdings auch nicht glücklich, da lassen sie schon ab und zu eine entsprechende Bemerkung fallen. Die Großeltern sind beide selbst etwas übergewichtig. Sie verwöhnen die Enkel gern mit Essen, denn Essen hält, wie sie sagen, Leib und Seele zusammen. Bei Kerstin sagen sie aber immer dazu: Paß auf Deine Figur auf. Ihr Argument, es sei ja nur Babyspeck, verliert – je älter Kerstin wird – auch für die Großeltern selbst immer mehr an Glaubwürdigkeit. Aber sie sind zuversichtlich, daß sich das auswächst.

Die Schwester: Das geschieht ihr ganz recht ...

Die jüngere Schwester ist froh, daß sie nicht wie Kerstin Figurprobleme hat, da wird sie auch aufpassen. Sie freut sich insgeheim, daß Kerstin für ihre Süßigkeitsfresserei bestraft wird und Gewichtsprobleme hat, wenn sie dies auch nie zugeben würde. Sie ärgert sich darüber, wenn ihr die Schwester alles wegfrißt; sie ist aber auch genervt, wenn Kerstin tagelang nur von Joghurt lebt und ständig schlechte Laune hat. Sie streiten sich häufig. Sie, die Jüngere, hat es schwer, sich gegen Kerstin zur Wehr zu setzen, Kerstin ist manchmal unberechenbar. Mit ihrem Gewicht hat die Schwester keinerlei Probleme, manchmal irritiert es sie, wie sehr das Thema die Mutter und Kerstin beherrscht. Beide sind immer mit ihrem Aussehen unzufrieden. Hoffentlich bleibt ihr das erspart ...

Der Bruder: So dick wie die ist, findet sie nie einen Freund ...

Der Bruder macht zur Zeit eine Lehre, er hat einige Kumpel, aber keine Freundin. Es fällt ihm schwer, auf ein Mädchen zuzugehen. Er findet nichts dabei, wenn er seine Schwester ein wenig ärgert und sie begrapscht. Sie soll nicht so zickig sein. Er ist doch schließlich ihr Bruder und kein Fremder. Er macht sich immer lustig über Kerstin, mäkelt an ihr herum und besonders gern zieht er sie mit ihrer Figur auf. Das gibt ihm ein Gefühl von Überlegenheit und Macht. Insgeheim ist er froh, daß sie keine Kontakte zu Jungen hat; da wäre er sonst schon eifersüchtig.

Kerstin: Niemand versteht mich ...

Kerstins größtes Problem ist, daß sie ständig zunimmt. Seit ihrem 11. Lebensjahr geht sie förmlich aus dem Leim. Wenn sie sich nicht ab und zu für einige Wochen in ihrem Eßverhalten kontrollieren könnte, wäre sie sicher schon geplatzt. Sie hat aber auch ständig Hunger; Süßigkeiten könnte sie tonnenweise verschlingen. Angst macht ihr die Vorstellung, daß sie sich eines Tages überhaupt nicht mehr im Griff haben und richtig dick werden könnte, so wie ihre Mutter. Ihrem Bruder gegenüber empfindet sie immer wieder Wut und Zorn. Der läßt sie einfach nicht in Ruhe; seit vier Jahren nicht. Wenn die Eltern nicht da sind, versucht er, sie überall zu begrapschen, auf ihren Busen hat er es dabei besonders abgesehen; dauernd macht er auch irgendwelche Bemerkungen über ihn, die ihr unangenehm sind. Sie hat versucht, mit ihrer Mutter darüber zu reden, die sagte nur: Hab Dich nicht so, der ist eben so. Ihre jüngere Schwester geht dem Bruder aus dem Weg. Aber ihr gelingt es nicht immer. Mit niemandem kann sie darüber sprechen. Manchmal fragt sie sich selbst, ob es nicht übertrieben ist, daß sie sich so über das Verhalten ihres Bruders aufregt. Kerstin ist unglücklich und fühlt sich unverstanden. Sie versucht, dies zu verbergen, weil sie weiß, daß muffelige Menschen nicht anziehend sind, und schließlich möchte sie geliebt werden. Sie findet es ungerecht, daß einige so viel essen können, wie sie wollen, und doch nicht dick werden. Manchmal wird ihre Unzufriedenheit so übermächtig, daß alle anderen erheblich unter ihrer schlechten Laune zu leiden haben. Sie fühlt sich bestraft mit ihrem Körper, mit diesen Anfällen von Gier, die zu unterdrücken so viel Kraft kostet. Außerdem fühlt sie sich häßlich und fett, dieses Gefühl teilt sie übrigens mit den meisten Mädchen ihrer Klasse. Aber das macht es ihr nicht unbedingt leichter. Die Schönheitskonkurrenz unter den Mädchen ist hart, in den Pausen dreht sich das Gespräch vor allem um das Aussehen, um die Figur und um das Essen. Die Jungen spotten gnadenlos über fette Hintern und Schwabbelarme. Sport hat ihr früher – im Gegensatz zu heute – viel Spaß gemacht. Nur wenn sie einmal wieder deutlich abgenommen hat, ist es nicht mehr nur furchtbar, sich in Turnbekleidung zu zeigen. Nur wird es immer schwerer und dauert jedesmal länger, wieder abzunehmen. Sie würde sich so gern besser beim Essen beherrschen können, doch das ist nicht so leicht; überall liegen Süßigkeiten herum, beim Fernsehen ist es erst richtig gemütlich, wenn die Chipstüte knistert. Familienfeiern haßt sie inzwischen, da wird doch nur gegessen. Ihr ist schon immer vorher schlecht, trotzdem muß sie immer mit hingehen. Das gehört sich so. Die Familie gehört zusammen.

Wie sind die Beziehungen zueinander, wie gehen die Familienmitglieder miteinander um?

Die Beziehungen der einzelnen Familienmitglieder zueinander sind oberflächlicher Art, keiner hört dem anderen richtig zu, es fehlt an Zeit, Botschaften werden indirekt vermittelt: „man sollte ...»
Die Mutter ist immer guter Dinge, auch wenn sie noch so viel zu tun hat. Wenn ihre Kinder Probleme haben, so neigt sie dazu, diese zu bagatellisieren. Ihrem Mann ist sie dankbar, daß er sie so nimmt, wie sie ist, d. h. mit ihren Figurproblemen. Auch ihren Eltern gegenüber empfindet sie Dankbarkeit, dafür daß sie sie unterstützen (manchmal auch finanziell). Sie ist das „Muttertier"; sie opfert sich für die Familie, richtet jede Familienfeier bis auf des I-Tüpfelchen aus. Ein wenig Dankbarkeit erwartet sie dafür schon. Mit Kerstin verbindet sie das gemeinsame Figurproblem.
Der Vater nimmt alles so, wie es kommt. Seine Frau findet er in Ordnung. Sie unternehmen zwar nicht viel zusammen, aber sie sorgt für die Familie, das reicht ihm. Auch mit den Großeltern kommt er gut aus. Seine Töchter versteht er zur Zeit nicht, er erklärt sich das mit der Pubertät. Seinem Sohn hat er die Lehrstelle verschafft. Mit ihm redet er manchmal von Mann zu Mann.

Die Großeltern sind froh, eine Aufgabe zu haben. Als die Kinder klein waren, hatten sie einen engen Kontakt zu allen dreien. Heute ist der Kontakt zum Enkelsohn auf Pflichtbesuche reduziert, die jüngere Enkeltochter jedoch ist noch sehr anlehnungsbedürftig, mit ihr sind sie am engsten. Die ältere Enkeltochter entgleitet ihnen zur Zeit. Ihre Tochter braucht ihre Unterstützung, sie wünschten sich mehr Dankbarkeit von ihr, die Großmutter mehr noch als der Großvater.

Die Schwester versucht, sich herauszuhalten. Mit ihrer Schwester verbindet sie nur noch wenig, mit ihrem Bruder gar nichts mehr, ihre Mutter mag sie gern, ihren Vater findet sie oft ziemlich öde, am liebsten hat sie ihre Großmutter.

Kerstin hat sich von allen Familienmitgliedern zurückgezogen. Innerlich fühlt sie sich leer und einsam. Niemand ist da, dem sie richtig vertraut und der sie versteht. Allein das Essen gibt ihr Wärme und Trost, es verleiht ihr ein Gefühl von Sicherheit. Wenn sie sich abends einen Kakao macht, dann fühlt sie sich irgendwie geborgen, wenngleich sie sich über die Kalorien ärgert. In den Zeiten, in denen es ihr gelingt, kontrolliert zu essen, geht es ihr gut, sie fühlt sich dann stark und unabhängig. Sie ärgert sich, daß sie nicht die Kraft hat, ständig diszipliniert zu essen, ihr Leben wäre dann viel leichter. Ihre Ambivalenzen zerreißen sie manchmal.

Zusammenfassung

Anpassung, Dankbarkeit, Aufopferung für andere ist von allen Familienmitgliedern gefordert. Es geht dabei nie um ein echtes Füreinander-Dasein, sondern um das Erfüllen von bestimmten Erwartungshaltungen anderer, von gesellschaftlichen Normen und Werten. Es ist wichtig, daß die Fassade stimmt, was die anderen, Nachbarn usw. denken. Ein typischer Satz in dieser Familie ist: Man macht so etwas nicht. In diesem Familiensystem werden die Probleme der einzelnen bagatellisiert. Die Mutter nimmt nicht einmal wahr, wie Kerstin unter den Belästigungen des Bruders leidet; vielleicht, weil sich die Mutter selbst schon daran gewöhnt hat, vieles einfach hinzunehmen. Die Familie ist nicht wirklich solidarisch mit Kerstin. Der Vater hat seine eigenen Sorgen, die Schwester ist zu jung, die Großeltern sind zwar liebevoll, doch zwischen ihnen und Kerstin besteht kein richtiges Vertrauensverhältnis. Kerstin ist durch und durch verunsichert und trägt ihre Unsicherheit auf ihrem Körper aus: mal ist sie dick, mal dünn. Sie weiß nicht, was ihr wirklich gut tut, nur Süßigkeiten scheinen ihr Trost geben zu können.

Kerstin ist zur Zeit latent eßsüchtig. Sie ist stark gefährdet, eine massivere Form der Eßstörung auszuprägen. Gescheiterte Diätversuche und der starke Wunsch abzunehmen, haben schon bei vielen Mädchen eine Magersucht oder eine Bulimie ausgelöst. Daher sollten die Warnsignale hier unbedingt beachtet und Hilfe gesucht werden!

Kerstin muß lernen, daß sie Grenzen ziehen darf und kann, sowohl sich selbst als auch anderen gegenüber. Sie darf auch die unausgesprochenen „Familiengesetze" brechen, wenn sie sich mit ihnen nicht einverstanden erklären kann. Besonders gegenüber ihrem Bruder ist sie auf die Unterstützung, auf eine entschieden solidarische Haltung der Eltern angewiesen. Sie muß gestärkt werden in ihrem Gefühl, sich und ihre Bedürfnisse wichtig und ernst zu nehmen. Eine unerläßliche Voraussetzung dafür ist auch, daß sie zuerst einmal mit ihren Problemen von ihren Eltern akzeptiert wird. Kerstin braucht jemanden, der ihre Ambivalenzen versteht und mit dem sie wirklich sprechen kann. Ihre Freundinnen können ihr da nur wenig helfen, da sie meist selbst von diesem Schlankheitswahn beherrscht sind. Hier wäre eine professionell betreute Gesprächsgruppe sicher hilfreich. Auch die Familie sollte auf Veränderungen hinarbeiten, ihre Beziehungsmuster und ihre Werte und Normen überprüfen. Einige familientherapeutische Gespräche könnten hier gute Wirkung erzielen. Die größte Schwierigkeit dürfte darin liegen, die Familie überhaupt dazu zu motivieren. Die Familie müßte begreifen, daß wohl nur so verhindert werden kann, daß Kerstin wahrscheinlich eine massivere Form der Eßstörung entwickelt.

b) FAMILIE D. MIT ESSÜCHTIGEM SOHN BERND

Die Ausgangssituation und die Reaktionen der Familie

Die Familie D. – die Mutter (Hausfrau, 38 Jahre), der Vater (Kaufmann, 42 Jahre) und ein Sohn (Schüler, 14 Jahre) – lebt in einem kleinen, blitzblanken Haus, in der Nähe des Arbeitsplatzes des Vaters. Der Sohn war ein Wunschkind. Die Familie lebt vorbildlich und harmonisch; die familiären Kontakte zu den Brüdern und Schwestern des Vaters werden gepflegt.

Die Mutter: Dickerchen ...

Die Mutter neigt zu Depressionen und Passivität, verhält sich jedoch ihrem Sohn gegenüber verantwortungsbewußt und fürsorglich. Sie hat Bernd lange gestillt und zusätzlich auch noch gefüttert, sie war stolz auf ihr rundes Baby. Sie hat ihn behütet wie ihren Augapfel und ihn auf Schritt und Tritt begleitet, ihm sollte nie etwas passieren. Sie ist leicht übergewichtig, aber nicht dick. Seit der Geburt des Sohnes ist sie zu Hause und mit ihrer Hausfrauenarbeit zufrieden; sie hatte sich immer schon gewünscht, nur für Mann und Kind dasein zu können. Sie kocht und putzt gerne, liebt es, Verwandte einzuladen und ihnen ihr schönes Heim vorzuführen. Ihre beiden Männer sehen immer wie aus dem Ei gepellt aus. Ihren Sohn kennt sie besser als ihren Mann. Diesen empfindet sie als schwach und nimmt ihm übel, daß er dem Sohn kein Vorbild ist, wie sie es sich für Bernd gewünscht hätte: ehrgeizig, erfolgreich, klug. Jetzt kann sie nur als Anti-Beispiel auf ihn verweisen. Werde bloß nicht so wie Dein Vater! Ihr Sohn ist ihr ganzer Lebensinhalt. Liebevoll nennt sie ihn „Dickerchen". Bernd weiß schon, wie sie das meint. Sie hat mit ihm einige Diäten versucht, leider ohne Erfolg.

Der Vater: Aus ihm soll mal was werden ...

Der Vater hat in der Familie nichts zu sagen. Er macht seine Arbeit, ist damit auch ganz zufrieden, wenn auch nicht besonders erfolgreich. Sein Einkommen reicht für das Nötigste, ab und zu auch für einen Urlaub. Seine Brüder sind alle sehr erfolgreich, seine Schwestern auch gut verheiratet. Er fühlt sich als der Versager in der Familie. Bernd ist für ihn ein Hoffnungsschimmer, der Junge wird es einmal zu etwas bringen. Für sich selbst hat er resigniert, das drückt sich bis in seine Körperhaltung hinein aus. Er neigt etwas zu Jähzorn, in den letzten Jahren gelingt es ihm ein wenig besser, sich zu beherrschen.

Bernd: Null Bock

Bernd wirkt auf den ersten Blick – trotz seiner Fülle – unsicher und ängstlich. Er bewegt sich vorsichtig und behäbig. Dafür spricht er um so lauter und hastiger. Er ist und fühlt sich häufig kränklich. Schon seit er denken kann, ist er zu dick. Bernd hat immer gerne gegessen und bis zur Pubertät hatte er damit auch keine Probleme. Er spielte Fußball, zwar stand er meistens im Tor, aber er war wenigstens dabei. Das hatte er sich mühsam erkämpfen müssen, da seine Mutter dagegen war; Fußball war für sie ein Proletensport, bei dem er sich nur verletzen könne. Weil er beim Fußballspielen aber ständig direkt oder indirekt auf sein Gewicht angesprochen wurde, hat er die Lust daran verloren und deswegen vor einem Jahr damit aufgehört. Bernd interessiert sich nun für Computerspiele. Damit kann er ganze Nachmittage verbringen. Wenn er dann noch Chips und Cola hat, ist er glücklich. Freunde hat er nur noch wenige. Falls er mal ein Problem hat, ist seine Mutter ja immer für ihn da. Seine Schulleistungen sind durchschnittlich. Ihm ist es ein wenig peinlich, daß seine Mutter Elternsprecherin ist. Aber er kann ihr das nicht sagen. In seiner Klasse ist Bernd beliebt. Leider interessieren sich die Mädchen wenig für ihn. Aber das hat noch Zeit.

Bernd ist eßsüchtig. Er kann ständig essen. Er kann nicht mehr unterscheiden, ob er hungrig oder satt ist. Er ißt eigentlich nie aus Hunger, sondern weil er müde ist, weil er sich langweilt, weil er wütend oder traurig ist. Er schlingt beim Essen. Er ist unglücklich über sein Dicksein, aber er weiß nicht, wie er das ändern könnte. Seine Mutter hat sich sehr viel Mühe mit Diäten gegeben, die ihm aber nicht geholfen haben.

Wie sind die Beziehungen zueinander, wie gehen die Familienmitgieder miteinander um?

Die Familie spricht kaum miteinander. Die Mutter weiß sowieso, was ihr Sohn denkt, der Vater hat nichts zu sagen, der Sohn hat keine Ansprüche und Bedürfnisse.

Die Mutter hat eine sehr starke Bindung zu ihrem Sohn, sie möchte ihn beschützen und vor allem Unglück bewahren. Sie kontrolliert ihn ständig, aber nur weil sie will, daß es ihm gutgeht. Ihr ist nicht klar, in welcher Abhängigkeit und Unselbständigkeit sie ihn damit hält. Neben „Dickerchen" ist er auch manchmal „ihr kleiner Mann". Sie sagt immer wieder, daß ihr Leben ohne ihn keinen Sinn hätte, allein ihr Sohn entschädigt sie für die Enttäuschung über ihre Ehe und die damit verbundenen Frustrationen. Zu ihrem Mann hat sie kaum noch eine Beziehung. Sie hatte sich das auch anders vorgestellt, aber sie sieht es als ihre Pflicht – schon dem Kind zuliebe –, das Familienleben aufrechtzuerhalten. Besonders unzufrieden ist sie mit ihrem Mann, wenn sie sieht, daß seine Brüder und Schwestern es so gut getroffen haben. Ihre Schwiegereltern sollten ihr dankbar sein, daß sie diesen Mann so gut versorgt. Früher machten ihr die schlimmen Jähzornausbrüche ihres Mannes Angst. Jetzt zieht sie sich einfach zurück, wenn er wieder einmal so tobt.

Der Vater fühlt sich in der Familie nicht geborgen. Er spürt, daß er ein Versager ist und nur geduldet wird. Kein Wunder, wenn ihm manchmal der Kragen platzt. Er hat schon öfter überlegt, sich das Leben zu nehmen. Aber selbst dazu fühlt er sich zu schwach. Er hat keine Freunde, mit denen er sprechen könnte. Niemanden. Zu seinem Sohn fühlt er sich hingezogen, aber seine Frau läßt ihm keine Chance. Sie mischt sich immer ein. Gegen sie ist er machtlos. Wenn er sieht, wie sein Sohn das Essen in sich hineinstopft, ist ihm das peinlich, manchmal empfindet er dann sogar richtige Feindseligkeit ihm gegenüber. Es scheint ihm insgesamt die beste Lösung zu sein, dem Sohn aus dem Weg zu gehen.

Bernd hat sich ein dickes Fell angefuttert. Er fühlt sich von der Mutter aufgefressen und vom Vater im Stich gelassen. Er möchte es beiden recht machen, keinem weh tun. Er mag es nicht, wenn die Mutter seinen Vater so schlecht macht, aber er kann sich ihrem Reden ebensowenig entziehen wie ihren ständigen Umarmungen und Überfürsorglichkeiten. Es ist ihm so peinlich, wenn sie ihm den Schal um den Hals hängt, wenn seine Freunde daneben stehen. Bernd traut sich nichts zu und möchte doch auf keinen Fall so ein Versager wie sein Vater werden. Ihm fehlen oft die Worte, er kann sich schlecht wehren oder Auseinandersetzungen führen. Dabei ist er nicht dumm. Am sichersten fühlt er sich allein vor dem Computer. Obwohl seine Mutter immer wieder betont, wie wichtig er für sie ist, fühlt er sich bedeutungslos und leidet unter seiner Initiativlosigkeit.

Zusammenfassung

Das Familienklima ist von Entwertung, Frustration, Ängstlichkeit und Hoffnungslosigkeit geprägt. Die Fassade wird jedoch immer gewahrt. Vorhandene Aggressionen entladen sich beim Vater explosionsartig, bei der Mutter äußern sie sich eher versteckt und indirekt, Bernd hat eigentlich nur gelernt, stillzuhalten. Sein Streben nach Autonomie und jede eigene Initiative wurden frühzeitig unterbunden und gebremst. Körperbewegung bedeutet für ihn primär ein Moment von Gefahr und Trennung; mit Essen verbindet er ein Gefühl von Sicherheit, Wärme und Geborgenheit. Seine mangelnde soziale Integration begünstigt eine emotionale Unreife; negativ wirkt sich auch die von seiner Mutter geförderte Hypochondrie aus.

Mit einer weiteren Diät ist Bernd sicher nicht geholfen. Seine einzige Chance besteht darin, sich aus dem etablierten Familienmuster zu lösen – und dies kann er nur mit entsprechender Unterstützung seiner Eltern. Die Mutter muß lernen, ihn loslassen zu können und seinem Alter gemäß zu behandeln. Der Vater ist gefordert, seinen Sohn wahrzunehmen und sich auf ihn einzulassen. Der Vater und die Mutter müssen zudem ihre eigene Beziehung klären und versuchen, ihre resignativen, abwertenden und auch destruktiven Gefühle und Handlungsmuster aufzulösen. Bernd muß ermutigt werden, sich Spiel- und Bewegungsräume zu schaffen, in denen er sich sicher fühlt; er muß lernen, seine Bedürfnisse und Gefühle wieder wahrzunehmen und eigene Initiativen zu entwickeln. Dazu bedarf es einiger Motivationsarbeit in der Familie und im sozialen Umfeld (Schule, Freunde). Jegliche Stigmatisierung oder Ausgrenzung aufgrund des Übergewichts ist zu vermeiden. Bernds eigentliches Problem ist nicht sein Übergewicht, sondern seine Unfähigkeit, für sich so zu sorgen, daß es ihm in seinem Körper gutgeht. Er muß lernen, sich abzugrenzen, Forderungen und Wünsche zu äußern. Wenn er die Erfahrung machen kann, daß sein „Nein" keinen Liebesentzug nach sich zieht, wird ihn das ermutigen, seine Bedürfnisse klarer zu formulieren und entschiedener durchzusetzen.

Auch in diesem Fall kann die Familie auf Hilfe von außen nicht verzichten, d. h. eine Familientherapie, das Aufsuchen einer Erziehungsberatungsstelle oder der Kontakt mit einer Angehörigenselbsthilfegruppe ist unbedingt erforderlich. Auch für Bernd selbst wäre eine Arbeit in einer Gruppe sehr hilfreich, über die soziale Integration würde ihm auch ein emotionales Nachreifen ermöglicht.

c) FAMILIE A. MIT MAGERSÜCHTIGER TOCHTER BEATE

Die Ausgangssituation und die Reaktionen der Familie

Zur Familie gehören der Vater (Ingenieur, 46 Jahre), die Mutter (Hausfrau, 41 Jahre), ein Sohn (Schüler, 10 Jahre) und eine Tochter (Schülerin, 16 Jahre). Die Großmutter mütterlicherseits wohnt fünf Minuten von der Familie entfernt, sie ist verwitwet. Die Großeltern väterlicherseits leben in einer anderen Stadt. Zu anderen Verwandten besteht kein Kontakt. Die Familie lebt in geordneten sozialen Verhältnissen. In der Dreizimmerwohnung der Familie teilen sich Beate und ihr Bruder ein Zimmer. Man fährt regelmäßig gemeinsam in Urlaub, häufig auch mit der Großmutter zusammen. Die Tochter war ein Wunschkind, der Sohn kam zwar ungeplant, aber die Eltern freuten sich über das zweite Kind. Das Familienklima ist harmonisch. Man hat keine Geheimnisse voreinander.

Der Vater: Jetzt ist aber genug ...

Der Vater liebt seinen Beruf, er hat sich durch ein Zweitstudium dafür qualifiziert. Er arbeitet sehr viel, häufig auch am Wochenende. Er ist für das finanzielle Wohlergehen der Familie verantwortlich. Manchmal fühlt er sich überfordert. Dann will er nur noch seine Ruhe haben. Er neigt zu Übergewicht, ist jedoch nicht wirklich dick. Wenn er Zeit hat, joggt er; mit seiner Frau geht er regelmäßig zum Tanzkurs. Besonders stolz ist er auf seine Tochter. Wenn seine Frau ihn Beate gegenüber als Autoritätsperson einzuschalten versucht, er sie zum Essen bewegen soll, reagiert er genervt, spricht aber mit seiner Tochter. Mit leichter Ironie – wie es seine Art ist – vermittelt er ihr, daß sie nun dünn genug sei und diese Hungerei aufgeben könne. Seiner Frau gibt er den Rat, daß sie sich deswegen nicht verrückt machen solle. Junge Mädchen verhielten sich eben manchmal so.

Die Mutter: Was habe ich nur falsch gemacht?

Die Mutter hatte vor der Geburt ihrer Tochter ihr Studium abgeschlossen, ihr fehlt jedoch die berufliche Praxis. Heute sieht sie keine Chance mehr für sich, wieder in einen qualifizierten Beruf einzusteigen.

Eigentlich hatte sie das vor, nach der Geburt des zweiten Kindes aber entschied sie sich dafür, doch zu Hause zu bleiben. Sie kümmert sich liebevoll um jede Kleinigkeit. Manchmal hat sie keine Lust dazu, aber es nimmt ihr ja keiner etwas ab, und schließlich ist es ja auch ihre Aufgabe. Sie hat einige Hobbies, so z. B. den Tanzkurs, den sie auf ihre Anregung hin gemeinsam mit ihrem Mann besucht, und manchmal belegt sie auch einen Sprachkurs an der Volkshochschule. Freundinnen hat sie wenige. Sie konzentriert sich auf ihre Familie. Durch den Tanzkurs sind sie mit einigen Paaren oberflächlich befreundet. Sie laden sich ab und zu gegenseitig zum Essen ein. Die Mutter ist weder dick noch dünn, kämpft ab und zu mal mit einigen Pfunden zuviel. Sie wünscht sich ein eigenes Zimmer, und eigentlich wäre sie doch gerne wieder berufstätig, dazu fehlt ihr allerdings zur Zeit der Mut. Die Mutter hat Beate vor einigen Tagen zufällig nackt im Badezimmer gesehen. Der Anblick ihrer Tochter löste einen Schock bei ihr aus: Beate war nur noch Haut und Knochen. Ihr war zwar aufgefallen, daß Beate in letzter Zeit sehr wenig aß und häufig auf der Waage stand. Sie ist auch auf Beates Wunsch eingegangen, gesünder und kalorienärmer zu kochen. Warum auch nicht? Jetzt ist sie zutiefst erschreckt darüber, wie sehr ihre Tochter abgemagert ist. Wenn sie Beate auf ihr Eßverhalten anspricht und versucht, sie zum Essen zu überreden, stößt sie auf eisige Abwehr. Je mehr sie bittet und bettelt, desto aggressiver wird ihre Tochter. Die Mutter fühlt sich hilflos, weint viel, kann den Anblick ihrer Tochter kaum noch ertragen. Schuldgefühle quälen sie. Sie wagt es nicht, mit anderen darüber zu sprechen, und hofft auf eine baldige Besserung.

Der Bruder: Die spinnt ja ...

Der Sohn entwickelt sich altersgerecht, hat viele Freunde und ist wenig zu Hause. Er mag seine Schwester, versteht sie aber oft nicht; die Mutter akzeptiert er; zum Vater hat er wenig Kontakt, da er ihn wenig sieht. Er weiß, daß er das Geld verdient. Das Verhalten seiner Schwester irritiert ihn. Obwohl sie sich sehr an ihn klammert und seine Nähe sucht, ist sie ihm fremd. Immer soll er Sachen essen, die sie ihm kocht, auch wenn er das gar nicht will. Außerdem nervt es ihn, daß die Mutter ständig traurig ist, alles dreht sich nur noch um seine Schwester. Wie gut, daß er seine vielen Freunde hat.

Die Großmutter: Nun iß doch ein bißchen ...

Die Großmutter ist eine energische Frau. Sie taucht gern unangemeldet im Hause ihrer Tochter auf und übernimmt dann das Regiment. Manchmal jammert sie auch und möchte dann umsorgt werden. Ihre Tochter macht das aber nie gut genug, stets muß sie ihr auch heute noch zeigen, wo es langgeht. Ihre Enkelkinder liebt sie, obwohl sie in der Erziehung einiges anders machen würde. Aber wer hört schon auf sie. Ihren Schwiegersohn akzeptiert sie inzwischen. Sie hat natürlich längst bemerkt, daß mit Beate etwas nicht stimmt. Sie will sich ja nicht einmischen, trotzdem wird sie ihre Enkelin erst einmal richtig bekochen und dann mit ihrer Tochter sprechen.

Beate: Ich will meine Ruhe haben ...

Mit Beate gab es als Kind nie Schwierigkeiten. Sie ist sehr ehrgeizig, auch Klassenbeste. Ihr Hobby ist Tanzen, sie ist schon in den Leistungskurs aufgestiegen. Mit ihrem Tanzpartner ist sie befreundet, jedoch nur platonisch. Von mehr will sie nichts wissen. Sie hat einen guten Draht zu ihrem kleinen Bruder; den Vater mag sie, obwohl sie ihn selten sieht; zur Mutter war ihr Verhältnis bis vor kurzer Zeit hervorragend. Im Moment versteht sie sich mit ihr überhaupt nicht mehr, es gibt nur noch Streit.
Beate ist magersüchtig. Ihr selbst ist das überhaupt nicht bewußt. Sie will, daß ihre Eltern sie einfach in Ruhe lassen; bloß weil sie ein bißchen abgenommen hat, muß sich doch niemand so aufregen. Ihrem Vater würden ein paar Pfunde weniger auch ganz gut tun. Beate fühlt sich von allen mißverstanden und unter Druck gesetzt. Ihr Bruder geht ihr aus dem Weg, läßt sie aber wenigstens in Ruhe. Die Großmutter meint es gut mit ihr, sie will sie auch nicht enttäuschen, also wird sie ab und zu ein wenig bei ihr essen. Das kann sie ja später wieder durch Nichtessen ausgleichen bzw. einfach ein paar Abführmittel schlucken. Die Mutter jammert nur noch herum, aber eigentlich will sich Beate damit nicht auseinandesetzen müssen, soll sie doch selbst sehen, wie sie damit fertig wird. Irgendwie tut sie ihr aber auch leid. Der Vater spielt sich ganz schön auf. Dabei weiß sie, daß er sie heimlich bewundert, wie willensstark und leistungsfähig sie ist. Sie wird ihm schon zeigen, was er an ihr hat.

Wie sind die Beziehungen zueinander, wie gehen die Familienmitglieder miteinander um?

Jedes Familienmitglied weiß immer genau, was das andere denkt. Die Türen in der Wohnung stehen immer offen; es ist ja sowieso schon alles so eng. Streit gilt es zu vermeiden, man kann doch alles vernünftig miteinander besprechen. Harmonie ist das oberste Gebot, dem alles andere, alle individuellen Bedürfnisse untergeordnet werden.
Die Mutter beendet häufig Beates Sätze. Sie sagt: Wir fühlen uns heute nicht gut. Beate braucht kaum Entscheidungen zu treffen, die Mutter macht es schon. Schließlich weiß sie, was gut für ihre Tochter ist. Und wenn es Beate gutgeht, geht es ihr auch gut. Sie haben sich immer hervorragend verstanden; sie war immer überzeugt, ihre Tochter ganz und gar zu kennen. Jetzt hat sich Beate so verändert, daß sie überhaupt nicht mehr weiß, was in ihrem Kind vorgeht. Darunter leidet die Mutter sehr. Zu ihrem Sohn hat sie keine enge Beziehung. Ein wenig bewundert sie seine Selbständigkeit und Unabhängigkeit. Ihre eigene Mutter geht ihr manchmal auf die Nerven. Ihre Rechthaberei kann sie kaum noch ertragen. Aber das darf sie nicht sagen. Schließlich ist ihre Mutter allein und hat sonst niemanden. Das Verhältnis zu ihrem Mann ist nach zwanzig Jahren Ehe relativ illusionslos; sie würde aber nie daran denken, sich von ihm zu trennen. Sie fühlt sich von ihm im Stich gelassen, er ist mehr mit seinem Beruf verheiratet. Aber sie will nicht klagen, denn dadurch sichert er der Familie einen gewissen Wohlstand. Viel zu sagen haben sie sich nicht. Neuerdings sprechen sie vermehrt über ihre Tochter. In der Familienkommunikation übernimmt die Mutter oft eine Vermittlerrolle: Vater hat doch gesagt ... Großmutter meint ... Um der Harmonie willen puffert sie immer wieder Konflikte ab, mischt sich ein, versucht zu schlichten. Wie sie sich selbst fühlt, kann sie manchmal gar nicht mehr sagen; um so besser kennt sie sich in den Bedürfnissen und Gefühlen ihrer Kinder aus.
Der Bruder sagt, was er denkt, egal, ob es den anderen paßt oder nicht. Nur dem Vater gegenüber hält er sich etwas zurück. Er fühlt sich zur Zeit mit seinen Freunden wohler als in der Familie; manchmal denkt er, daß er hier zu kurz kommt. Aber in anderen Familien ist es wahrscheinlich auch nicht viel besser. Seine Mutter akzeptiert er, die Großmutter hat er gern, sie verwöhnt ihn mit einer Aufbesserung des Taschengeldes.

Der Vater hat sich innerhalb der Familie einen gewissen Freiraum geschaffen. Er wird respektiert, und wenn er Ruhe braucht, wird das akzeptiert. Seine Frau ist für die Erziehung zuständig, er greift nur im Notfall ein. Dann sagt er nicht viel, einige Andeutungen reichen aus, und alle wissen schon Bescheid. Er liebt es, ironische Spitzen zu verteilen. Im allgemeinen verläßt er sich darauf, daß seine Frau die Familie organisiert. Er nimmt es auch nicht so richtig ernst, was sie ihm abends über die Familie erzählt. Überhaupt reden sie immer weniger miteinander. Auf seine Tochter war er immer stolz. In letzter Zeit hat er sie selten gesehen, deswegen ist ihm auch ihr Gewicht nicht weiter aufgefallen. Er weiß, daß sie sehr klug ist, nach einem vernünftigen Gespräch mit ihm wird sie schon einsehen, daß das Hungern ein Ende haben muß. Er hat das Gefühl, daß sie zur Zeit öfter als früher seine Nähe sucht. Bisher war sie mit ihrer Mutter fast symbiotisch verbunden, und er fühlte sich häufig ausgeschlossen. Mit seinem Sohn hat er noch große Pläne, zur Zeit ist der Kontakt zu ihm aus Zeitgründen jedoch nicht sehr eng. Seine Schwiegermutter toleriert er, er sieht sie sowieso selten.

Die Großmutter fühlt sich gebraucht. Mit ihren Ansichten hält sie nicht hinter dem Berg. Ab und zu gibt es mit ihrer Tochter Reibereien, aber das ist ja normal. Ihr wäre es lieber gewesen, wenn ihre Tochter einen anderen Mann geheiratet hätte, aber ihr Schwiegersohn ist wenigstens ehrgeizig und sorgt dafür, daß es der Familie finanziell gutgeht. Ihr gegenüber ist er höflich, und mehr verlangt sie nicht. Ihre Enkelkinder liebt sie, besonders ihren Enkelsohn. Im Moment macht sie sich große Sorgen, weil Beate sich immer mehr zurückzieht, sich ihr nicht mehr wie früher anvertraut.

Beate fühlt sich einsam, manchmal zugleich auch mächtig: zumindest ihrer Mutter gegenüber, die Beate – wenn sie ganz ehrlich ist – auch nicht für besonders klug hält. Sie möchte sie zwar nicht verletzen, aber diese ständigen Diskussionen um das Essen kann sie nicht ertragen. Sie verschließt sich und reagiert aggressiv. Beate merkt, wie ihre Mutter unter diesem Verhalten leidet und fühlt sich schuldig deswegen. Beate sieht sich in einem Konkurrenzverhältnis zu ihrer Mutter: Beate kann ihrer Meinung nach besser kochen, sich besser unterhalten, weiß viel mehr und ist überhaupt ihrer Mutter überlegen. Den Vater dagegen bewundert sie, ihm vertraut sie in letzter Zeit auch ab und zu etwas an. Die Mutter versteht sie sowieso nicht. Beate und ihr

Vater, auch wenn er so wenig Zeit hat, sind ein gutes Team. Sie versucht, ihn in Diskussionen zu verwickeln, ihm mit ihren Leistungen zu imponieren. Beate respektiert auch ihre Großmutter, auch wenn sie sich im Moment durch sie genervt fühlt, was sie ihr natürlich so nie sagen würde. Der Bruder ist zwar manchmal frech zu ihr, aber insgesamt schon in Ordnung.

Zusammenfassung

Harmonie ist das oberste Gebot in dieser Familie, sie herzustellen bzw. zu bewahren, gelingt nur durch diverse Konfliktvermeidungsstrategien. Beate stört mit ihrer Magersucht diese Harmonie; sie bricht damit aus dem scheinbar perfekten harmonischen Miteinander der Familie aus. Auch andere können sehen, daß hier etwas nicht stimmt. Die Magersucht ist für Beate auch ein Weg, sich selbst zu finden. Jetzt ist sie anders als alle anderen. Sie beobachtet mit Genugtuung, wie sich alles plötzlich um sie dreht. Sie hat nicht nur sich, sondern auch die Familie aus dem Gleichgewicht gebracht. Beate hatte keine Chance, erwachsen zu werden. Die symbiotische Beziehung zu ihrer Mutter steht einem Ablösungsprozeß entgegen; symbiotische Beziehungen leben davon, daß die einzelnen ohne einander lebensunfähig sind. Die alles Eigene erstickende Zuwendung und Liebe der Mutter, kombiniert mit bestimmten Erwartungen und Leistungsansprüchen sowie das eng verwobene Beziehungssystem in der Familie machen es unmöglich, daß sich Beate gemäß ihren eigenen Bedürfnissen entfalten kann. Die geforderte Loyalität der Familie gegenüber macht jeden Widerspruch schon zum Verrat am familiären Wertesystem, an das sich alle anzupassen haben. Wenn Beates Bedürfnisse mit denen der anderen Familienmitglieder kollidierten, war sie immer schnell bereit, sie zurückzustellen. Kleinere Ausbruchsversuche Beates scheiterten, letztlich hatte ihre Mutter ja meist recht, wenn sie ihr die eine oder andere Verhaltensweise vorgab und eine vernünftige und loyale Haltung Beates einforderte. Mit ihrer Magersucht verweigerte sich Beate dieser Loyalität. Sie muß, um zu überleben, das Familiensystem für sich sprengen und sich aus diesem Beziehungsgeflecht enger wechselseitiger Abhängigkeiten lösen. Die Magersucht provoziert jedoch – als paradoxe Folge ihrer Form des Aufbegehrens – ein noch höheres Maß an Fürsorglichkeit. Damit bleiben die Strukturen dieses Systems zunächst einmal gerade erhalten.

Beate muß unbedingt zu mehr Selbständigkeit finden. Sie muß lernen, ihre Angelegenheiten selbst in die Hand zu nehmen und dafür auch die Verantwortung zu tragen. Sie muß die Erfahrungen von Erfolg – „ich kann für mich sorgen" – und von Frustration und Mißerfolg – „ist mir nicht gelungen" – machen können und selbst herausfinden dürfen, welche Werte und Normen für sie wichtig und verbindlich sind. Selbständigkeit heißt nichts anderes, als für sich selbst geistig, seelisch und körperlich sorgen zu können. Der Weg dorthin ist manchmal mühsam, doch es ist von größter Wichtigkeit, auch zu lernen, Niederlagen auszuhalten, ohne sich davon gleich entmutigen zu lassen. Kritik zu erfahren und sie auch anzunehmen, ohne sofort in tiefe Selbstzweifel zu verfallen, fällt Magersüchtigen besonders schwer.

Eine Voraussetzung für Beates Selbständigwerden ist natürlich, daß dieser Prozeß von der Familie zugelassen und unterstützt wird. Insbesondere die überaus enge Beziehung zur Mutter muß neu gestaltet werden. Die Familie muß begreifen, daß Beate kein Kind mehr ist, sondern auf dem Wege, erwachsen zu werden, und dementsprechend neue Regeln des Umgangs aushandeln. Eine familientherapeutische Arbeit wäre hier sicher hilfreich. Selbst wenn es durch die Magersucht bereits zu einer vitalen Bedrohung der Betroffenen gekommen ist und diese klinisch versorgt werden muß, muß die Familie bereits parallel dazu daran arbeiten, ihr Familiensystem neu zu gestalten. Sie kann nicht einfach darauf hoffen, daß das Mädchen sozusagen „repariert" aus der Klinik entlassen wird. Ein Klinikaufenthalt allein – auch wenn er mehrere Monate dauert – kann eine Magersucht nicht heilen. Die therapeutische Nacharbeit und die Arbeit mit der gesamten Familie ist für die erfolgreiche Behandlung dieser Eßstörung unabdingbar.

d) Familie B. mit bulimischer Tochter Gisela

Die Ausgangssituation und die Reaktionen der Familie

Zur Familie B. gehören die Mutter (Angestellte, 37 Jahre) und zwei Töchter (Schülerinnen, 17 Jahre und 14 Jahre). Der Vater (selbständig, 44 Jahre) lebt getrennt von der Familie. Die Eltern sind seit drei Jahren geschieden; es war die Mutter, die die Trennung wollte. Mutter und Töchter wohnen in einer Dreizimmerwohnung, jede hat ihr eigenes Zimmer, die Türen sind jedoch stets geöffnet. Die Töchter sehen ihren Vater einmal in der Woche.

Die Mutter: Ich kann doch nicht alles einschließen!

Die Mutter begann vor 12 Jahren, zwei Jahre nach der Geburt ihrer jüngeren Tochter, wieder zu arbeiten, im Büro ihres Mannes, so daß sie sich ihre Arbeitszeit gut einteilen konnte. Seit der Scheidung vor drei Jahren arbeitet sie in einem kleinen Ingenieurbüro. Finanziell geht es ihr nicht besonders gut. Sie fühlt sich überfordert mit der neuen Selbständigkeit, die sie selbst unbedingt gewollt hatte. Sie hat kaum noch Zeit, sich um sich selbst zu kümmern. Zum Glück macht ihr Äußeres ihr keine Probleme, sie ist schon immer schlank gewesen, ihr Aussehen wird häufig gelobt. Sie ist auch stets gut gekleidet. Sie legt Wert darauf, daß es ihr niemand ansieht, wenn es ihr nicht gutgeht. Die Mutter überraschte Gisela bei einem Freßanfall, als sie einmal früher als sonst aus dem Büro nach Hause kam. Die jüngere Tochter war nicht zu Hause, die Wohnung sah aus wie ein Schlachtfeld: geöffnete Büchsen, aufgerissene Lebensmittelpackungen, Flaschen, ein Chaos. Dazwischen ihre ältere Tochter. Gisela reagierte sehr aggressiv, am liebsten hätte sie die Mutter wieder hinausgeworfen. Die Mutter bestand auf einer Erklärung, die Gisela jedoch verweigerte. Nach diesem Zwischenfall hatte die Mutter Verdacht geschöpft. Sie beginnt Gisela aufmerksam zu beobachten, und langsam wird ihr klar, warum so viele Lebensmittel verschwinden. Sie hat sich zwar auch zuvor oft gewundert, warum der Kühlschrank schon wieder einmal leer war, aber in ihrem Streß hatte sie keine Zeit, sich weiter Gedanken darüber zu machen. Als die Mutter schließlich noch bemerkt, daß Gisela nach jeder gemeinsamen Mahlzeit auf dem Klo verschwindet, dort das Radio anstellt und stundenlang wegbleibt, wird ihr endgültig klar, daß hier etwas nicht stimmt. Nach einer Radiosendung, die sie im Büro gehört hat, weiß sie, daß ihre Tochter Bulimie hat. Sie spricht Gisela direkt darauf an, und diese gibt zwar zu, daß sie ab und an erbricht, behauptet aber zugleich, daß ihr in diesen Fällen eben übel geworden sei. Auch nach dieser Unterredung verschwinden weiterhin große Mengen von Nahrungsmitteln. Die Mutter ist verzweifelt. Gespräche mit ihrer ältesten Tochter bewirken überhaupt nichts, Gisela hält sich auch nicht an Absprachen. Gefühle von Hilflosigkeit und Wut quälen die Mutter. Sie weiß, daß sie etwas tun muß, weiß aber nicht, wie sie etwas bei ihrer Tochter ausrichten kann, ob sie sich ihr gegenüber streng oder verständnisvoll zeigen soll. An einem Tag kann sie gelassen reagieren, an einem anderen könnte sie beim Anblick Giselas nur noch ausrasten. Die Mutter erinnert sich noch mit Schrecken an die Zeiten, als ihr Mann alkoholabhängig war. Noch einmal Suchtprobleme in der Familie steht sie nicht durch.

Der Vater: Das kann ich nicht glauben, wie ekelig ...

Der Vater hat sein Alkoholproblem schon vor einigen Jahren gelöst. Als seine Frau ihn damals deswegen mit den Kindern verlassen wollte, hörte er ganz mit dem Trinken auf. Der Vater ist gefühlsbetonter als die Mutter, konfliktscheu und in seinem Verhalten oft wankelmütig und unentschieden. Entscheidungen zu treffen fällt ihm immer schwer. Am liebsten hat er es, wenn sich alles von selbst erledigt. Er wollte seine Töchter nie „erziehen", er hätte ihnen insgesamt viel mehr erlaubt, aber seine Frau war da strenger. Er ist verbittert über die Trennung, beinahe wäre er rückfällig geworden, wenn ihm seine Therapiegruppe nicht durch die Krise hindurch geholfen hätte. Sein Beruf ist ihm jetzt sehr wichtig, er ist ihm zu einer Art Familienersatz geworden. Er freut sich, wenn die Arbeitskollegen seine Töchter für seine Freundinnen halten. Das Verhältnis zu seiner Ex-Frau ist sehr abgekühlt. Seine Töchter, vor allem Gisela, vergöttert er. Seine ehemalige Frau informierte ihn vor ein paar Tagen über Giselas befremdliches Eßverhalten. Er kann es gar nicht glauben. Ihr ist bestimmt wirklich nur schlecht gewesen. Wenn sie bei ihm ißt, ißt sie doch ganz normal. Er wird einmal mit ihr darüber sprechen. Er kann sich nicht vorstellen, daß seine Gisela so etwas Ekliges macht. Suchtverhalten ist ihm ja nicht fremd, aber es erscheint ihm doch absolut unangemessen, hinter Giselas Eßverhalten ein Suchtproblem zu vermuten.

Die Schwester: Soll sie doch machen ...

Die 14jährige jüngere Schwester ist seit der Trennung der Eltern sehr depressiv. Sie versteht nicht, warum es so kommen mußte. Ihre ältere Schwester mit ihren Aggressionen und Launen ist ihr auch keine

44

Hilfe. Die Mutter ist selten zu Hause. Sie selbst ist jetzt auch häufig bei einer Schulfreundin, in deren Familie noch alles so ist, wie es sein soll. Wenn sie sehr traurig ist, tröstet sie sich mit Süßigkeiten, und es ist ihr dann ganz egal, ob sie davon dick wird. Als sie erfährt, daß Gisela Bulimie hat, reagiert sie gleichgültig. Sie hat genug mit sich selbst zu tun. Zumindest kann sie sich jetzt erklären, was ihre Schwester so lange im Bad macht und warum es hinterher immer so stinkt. Ärgerlich ist sie nur, wenn sie nach einem von Giselas Freßanfällen mal wieder zum Frühstück hungern muß oder ihre Süßigkeiten aus ihrem Zimmer verschwinden.

Gisela: Das geht Euch gar nichts an ...

Gisela ist in der Abiturklasse. Sie sieht gut aus und ist beliebt. Ihre Leistungen schwanken in letzter Zeit auffallend, genauso wie ihre Stimmungen. Engere Freundschaften hat sie zwar nicht, aber sie ist ständig auf Achse und trifft sich mit Bekannten. Sie ist nach der neuesten Mode gekleidet und achtet sehr darauf, wie sie aussieht und wie sie wirkt. Bis zur Pubertät war sie eher dicklich. Dann – in der 9. Klasse – hat ihr ein Sportlehrer zugesetzt, daß sie abnehmen solle. Er hatte ja auch recht. Mit einer Diät hatte sie dabei keinen rechten Erfolg. Da ist sie auf die Idee gekommen, nach dem Essen zu erbrechen. Auf diese Weise hat sie sehr schnell abgenommen. Und diese Methode hat sich nun auch schon seit gut vier Jahren bewährt. Leider kommt es inzwischen immer häufiger zu diesen eigenartigen Heißhungerattacken. Es kostet sie schon einige Kraft, ihre fast schon ritualisierten Freßanfälle so zu organisieren, daß niemand etwas merkt. Sie wundert sich, daß das Verschwinden von all diesen Lebensmittelmengen den anderen nicht auffällt. Morgens ist oft der Kühlschrank leergefegt, und die anderen müssen auf ihr Frühstück verzichten. Lange zumindest hat niemand etwas gesagt oder auch gemerkt. Wenn ihre Mutter nur neulich nicht zufällig zu früh von der Arbeit nach Hause gekommen wäre und sie bei einem ihrer Anfälle ertappt hätte. Seitdem fühlt sich Gisela beobachtet. Sie wird zunehmend aggressiver. Sie merkt zwar, daß mit ihr etwas nicht in Ordnung ist, aber immerhin sieht sie gut aus. Und das sagt ihr auch jeder. Manchmal kommt sie sich zwar wie ein Monster vor, wenn sie alles wahllos in sich hineinstopft und dann über der Kloschüssel hängt, aber sie kann ihren Freßdrang nicht unterdrücken. Und wenn sie das alles bei sich behalten würde, würde sie bald wie eine Tonne aussehen. Warum sie diese Freßanfälle hat, kann sie sich nicht erklären.

Wie sind die Beziehungen zueinander, wie gehen die Familienmitglieder miteinander um?

Als der Vater noch bei der Familie lebte, ging es meist hektisch und angespannt zu. Gemeinsame Mahlzeiten wurden nur am Wochenende eingenommen. Es gab häufig Spannungen zwischen den Eltern; die Töchter versuchten dann zu schlichten. Während die Mutter darauf achtete, daß die Kinder ihren Pflichten nachkamen, ließ der Vater sie meist einfach gewähren.

Die Mutter erzieht die Töchter nun allein und versucht, die Restfamilie gut zu organisieren. Sie hat wenig Respekt vor ihrem geschiedenen Mann, der ihr zu weich und zu wenig konsequent ist. Sie versucht, den Kindern Halt zu geben. Ihre Berufstätigkeit gibt ihr ein Gefühl von Selbständigkeit, sie fühlt sich allerdings auch häufig überfordert. Sie wünschte sich mehr Unterstützung von ihrem geschiedenen Mann, obwohl sie nach den entsprechenden negativen Erfahrungen in den Jahren ihrer Ehe eigentlich wissen müßte, daß sie von ihm keine Hilfe bekommen wird. Ihren Mann hatte sie in ihrer Ehe immer wie ein drittes Kind empfunden. Sie kann sich erinnern, daß sie damals ständig müde und ausgelaugt war und sich den ehelichen Intimitäten entzog, indem sie früh zu Bett ging. Das Alkoholproblem ihres Mannes war für die ganze Familie eine große Belastung. Als die Kinder dann etwas älter waren, entschloß sie sich zur Trennung. Bis zu dem Zeitpunkt, an dem sie Gisela bei ihrer Freßorgie ertappt hat, hat sie über ihr Verhältnis zu ihr nie viel nachgedacht. Sie hat dafür gesorgt, daß ihre Kinder immer anständig versorgt waren, Probleme gab es nicht. Die jüngere Tochter machte ihr immer mehr Sorgen mit ihrer depressiven Art.

Der Vater hatte sich diese Familie gewünscht. Vor der Scheidung unterstützte ihn seine Frau im Büro und erledigte auch sonst alles perfekt. Sie mäkelte zwar schon damals viel herum, auch an ihm, aber es war auszuhalten. Seine älteste Tochter Gisela ist sein ganzer Stolz. Er hatte sich zwar einen Sohn gewünscht, aber die Tochter war schon als Kleinkind sehr klug und aktiv, da machte das bald keinen Unterschied mehr. Die jüngere Tochter war von Anfang an seiner Frau ähnlicher, ihr ist er nicht so nahe wie der älteren Tochter. Er selbst kommt aus einem sehr harmonischen Elternhaus, so daß ihm Streit verhaßt ist und ihm auch Angst macht. Er versucht, Konflikten auszuweichen und eher schmerzlos durchs Leben zu gehen. Eine Weile hat ihm der Alkohol dabei geholfen. In dieser Zeit hat er auch den Kontakt zu den Kindern verloren, den er jetzt mühsam wiederaufzubauen versucht.

Die Schwester fühlt sich als Nachkömmling und empfindet Gisela als Konkurrenz. Die Mutter erlaubt der älteren Schwester viel mehr als ihr, dabei hat sie, die Jüngere, auch nicht weniger Pflichten als die Schwester. Zu der Mutter hat sie ein – nach ihren Worten – cooles Verhältnis; vor dem Vater hatte und hat sie bis heute wenig Respekt, seit der Trennung der Eltern vermißt sie ihn jedoch.

Gisela war immer die Macherin. Sie paßte auf die kleine Schwester auf – wenn auch ungern – und erledigte schon sehr früh kleine Besorgungen. Sie freute sich, wenn die Mutter sie dafür lobte. An die emotionalen Wechselbäder, denen ihre Mutter sie immer aussetzte, hat sie sich bis heute nicht gewöhnt: An einem Tag ist die Mutter überschwenglich mit ihren Zuwendungen, macht ihr Geschenke, an anderen Tagen – die allerdings häufiger sind – ist die Mutter überhaupt nicht ansprechbar und steht völlig unter Streß. Manchmal behandelt ihre Mutter sie wie eine Freundin, gerade auch in der Zeit der Trennung war das so, da fühlte sie sich dann wichtig und erwachsen. Allerdings konnte sie ihrer Mutter nicht wirklich helfen, diese war trotzdem sehr oft traurig und niedergeschlagen. Sie fühlte sich dafür verantwortlich und mit der Situation letztlich auch überfordert. Auf der anderen Seite wird sie von ihr zuweilen wie ein Kleinkind behandelt, dann mäkelt die Mutter an ihrer Kleidung herum oder sagt: „Davon hast Du sowieso keine Ahnung" u. ä. Ihren Vater mag sie irgendwie. In der Zeit, als er trank, kam es manchmal zu üblen Familienszenen. Aber daran kann sie sich nicht mehr genau erinnern, sie war da noch sehr klein. Mit ihrem Vater hat sie, bevor er mit dem Trinken anfing, viel unternommen, später dann nicht mehr. Jetzt weiß sie nicht mehr, woran sie mit ihm ist. Wie ein typischer Mann kommt er ihr nicht vor. Manchmal gefällt ihr das. Sie kann verstehen, daß die Mutter ihn nicht respektiert. Er wußte nie, was er wollte, und weiß es eigentlich bis heute nicht. Aber dafür kann sie ihn um so leichter um den Finger wickeln. Er findet auch, daß sie wirklich gut aussieht. Sie hält es für richtig, daß die Eltern sich getrennt haben, sie hat der Mutter auch dazu geraten. Die Hoffnung, daß die Mutter danach mehr Zeit für sie haben würde, hat sich jedoch nicht erfüllt, im Gegenteil. Mit ihrer Schwester versteht sie sich nicht: Diese geht ihr aus dem Weg. Außerdem frißt sie ständig Süßigkeiten und läßt sich gehen. Bei jeder Gelegenheit stichelt Gisela mit ihr herum; vor allem bei den gemeinsamen Mahlzeiten.

Zusammenfassung

Vernunft, Pflichtbewußtsein, Leistung und Erfolg – dies zählt in dieser Familie mehr als alles andere. Obwohl die Eltern während ihrer Ehe nach außen hin die klassische Rollenverteilung demonstrierten – der Mann hat das Sagen –, war es eigentlich meist umgekehrt: Der Vater eher weich und nachgiebig, die Mutter streng und stark. Diese Rollendiffusion zog eine familiäre Strukturlosigkeit nach sich: Das Kind wußte nicht mehr, wer wofür zuständig war, wer wofür tatsächlich verantwortlich war. Zudem wurde und wird es durch emotionale Wechselbäder – mal wird es abgöttisch geliebt, mal ignoriert – stark verunsichert und konnte selbst keine klaren und eindeutigen Gefühle entwickeln: Ambivalenzen, die im Essen und Erbrechen und in der Unfähigkeit zur Nähe-und-Distanz-Regulierung Ausdruck finden. Das Miteinander ist durch ein rigides Regelsystem bestimmt, das keine Flexibilität im Handeln zuläßt; typische Formulierungen sind: man macht das nicht … man sollte … man ist so … was sollen denn die Nachbarn denken … Verstrickungen und Grenzüberschreitungen zeigen sich darin, daß allen alles gehört, die einzelnen keine Geheimnisse voreinander haben dürfen, jeder weiß von jedem, wenn auch nur auf eine sehr oberflächliche Art. Die Fassade muß stimmen. Arbeit, gutes Benehmen und gutes Aussehen vermitteln ein Selbstwertgefühl, das nicht individuell entwickelt wird, sondern vom Anpassungsgrad an von außen vorgegebenen Normen abhängt. Nach der Scheidung fühlte sich die Mutter schuldig, das Familienidyll zerstört zu haben; sie legt seitdem noch mehr Wert darauf, daß ihre Kinder einen ordentlichen Eindruck machen, gut „funktionieren".
Der Veränderungsprozeß in der Familie muß darauf hinzielen, Gisela eine Individuation zu ermöglichen. Voraussetzung dafür ist, Klarheit und Übersichtlichkeit in die Beziehungen zu bringen, wechselseitig

Grenzen zu ziehen und zu respektieren. Dies muß die gesamte Familie einschließlich des nicht mehr bei ihr lebenden Vaters miteinander aushandeln. Familientherapeutische Unterstützung wäre auch hier hilfreich. Das Infragestellen von Werten und Normen gibt den einzelnen größere Handlungsspielräume. Wenn gemeinsam darüber gesprochen wird, was wichtig, was angemessen oder unangemessen ist, können die Kinder auch die Erfahrung machen, daß das, was sie zu sagen haben, auch zählt, daß sie in ihren Kompetenzen ernst genommen werden. Die Entscheidung, nicht um jeden Preis die Fassade zu wahren, der Verzicht auf ein Streben nach Perfektionismus kann für Gisela eine Erlösung sein. Sie muß lernen, ihr inneres Chaos mit eigenen Strukturen zu versehen und ein Gefühl für ihre eigenen Bedürfnisse, ihre Grenzen und ihre individuellen Möglichkeiten zu entwickeln. Inwieweit sie das bisherige familiäre Werte- und Normensystem jedoch verinnerlicht hat und sich überhaupt noch davon freimachen kann, muß eine therapeutische Arbeit zeigen, ohne die eine Bulimie kaum heilbar ist.

5. Orientierungshilfen für den Umgang mit eßgestörten Kindern und Jugendlichen

a) MÜTTER

Im Rahmen der Beratungstätigkeit und bei der Gruppenarbeit mit Eltern wird immer wieder deutlich, daß insbesondere die Mütter mit Verzweiflung, Versagensängsten, Ärger, Hilflosigkeit, Resignation, Wut und Trauer reagieren, wenn ihr Kind eine Eßstörung entwickelt und infolge dieser Erkrankung das bis dahin meist als völlig harmonisch empfundene Mutter-Kind-Verhältnis grundsätzlich in Frage gestellt zu sein scheint. Die Eßstörung kann zu einer Belastungsprobe werden, die gerade die Mütter an ihre psychischen und physischen Grenzen führen kann.

Als Mutter eines eßgestörten Kindes werden Sie erleben, wie Ihr Kind sich verändert, nicht nur körperlich. Sie werden es mit nie erahnten Aggressionen zu tun bekommen und auf Mauern von Abwehr stoßen. Es wird Zeiten geben, in denen Sie Ihr Kind als fremd, bedrohlich und beängstigend empfinden werden. Auch das Gefühl einer großen Hilflosigkeit und Ohnmacht wird nicht ausbleiben. Sie haben alles probiert und nichts erreicht: Sie haben die Lieblingsessen gekocht, Diätpläne eingehalten, Sie sind auf alle Wünsche Ihres Kindes eingegangen. Sie haben Geduld gehabt, Ratschläge gegeben und versucht, die Veränderungen aufzuhalten. Da Eßstörungen sich aber weder durch Diäten noch durch gutes Zureden beheben lassen, konnten Sie damit natürlich keinen oder allenfalls nur sehr kurzfristigen Erfolg haben. Sie sollten sich davon jedoch nicht entmutigen lassen; Sie haben dennoch die Möglichkeit, Ihrem erkrankten Kind beistehen und helfen zu können.

Vermeiden Sie, Ihrem Kind Schuldgefühle und Vorwürfe dafür zu machen, daß es Ihnen seinetwegen so schlecht geht. Nehmen Sie es nicht als Stimmungsbarometer: Nur wenn es ihm gutgeht, darf es Ihnen auch gutgehen. Sie helfen Ihrem Kind nicht, wenn Sie auch leiden. Sie können ihm Ihre Besorgnis zeigen, jedoch auch, daß Sie das Vertrauen haben, daß es sich Hilfe holt und lernt, für sich Verantwortung zu übernehmen. Dies setzt natürlich voraus, daß Sie ein solches Vertrauen wirklich haben. Es wäre falsch, dieses nur vorzugeben und dem Kind gegenüber nicht ehrlich zu sein. Setzen Sie nicht mehr voraus, daß Sie die Gefühle Ihres Kindes kennen. Fragen Sie es, was in ihm vorgeht, nehmen Sie wahr, was sich verändert hat und kommen Sie von einem „Wir" zu einem „Ich und Du". Vermeiden Sie Bemerkungen zum Körpergewicht! Sprechen Sie über die psychischen, nicht über die physischen Veränderungen, die letztlich nur ein Symptom der seelischen Not sind. Bieten Sie Ihre Unterstützung an, respektieren Sie aber auch, wenn Ihr Kind diese ablehnt. Erkennen Sie Ihre Grenzen und sorgen Sie dafür, daß auch diese respektiert werden. Kümmern Sie sich nicht nur um das Wohlergehen des Kindes, sondern unbedingt auch um Ihr eigenes. Schaffen Sie für sich Rückzugsmöglichkeiten und Freiräume: Treffen Sie Freundinnen, nehmen Sie Aktivitäten, die Sie eventuell aus Besorgnis um Ihr Kind aufgegeben haben, wieder auf. Dadurch finden Sie Kraft und gewinnen auch eine gewisse Distanz zur familiären Situation, beides ist wichtig. Suchen Sie sich auch zusätzliche Hilfe in einer Beratungseinrichtung oder einer Angehörigenselbsthilfegruppe. Die erkrankten Kinder reagieren in der Regel mit Erleichterung darauf, daß die Mütter etwas für sich selbst tun und sich Unterstützung holen. Sprechen Sie mit Ihrem Kind ab, wen Sie in die Problematik einweihen. Gerade bulimische Mädchen schämen sich meist für ihre Erkrankung. Selbstverständlich sollten Sie aber immer mit Ihrem Partner oder Ihrer besten Freundin darüber reden dürfen. Achten Sie darauf, daß die Sorge um Ihr eßgestörtes Kind Sie nicht andere Beziehungen vernachlässigen läßt (z. B. zu Ihrem Mann oder anderen Kindern). Verbünden Sie sich auch nicht mit dem erkrankten Kind gegen den Rest der Welt. Wenn Sie weder Zeit noch Kraft zu einer Auseinandersetzung mit dem Problem haben, müssen Sie dies Ihrem Kind ehrlich sagen und mit ihm gemeinsam einen geeigneten Zeitpunkt vereinbaren. Eine Selbstaufopferung Ihrerseits wird keine Heilung Ihres Kindes bewirken. Gestehen Sie Ihrem Kind zu, selbst zu bestimmen, wieviel es essen will. Fragen Sie nicht ständig, was und ob es gegessen hat und wieviel es wiegt; es muß selbst die Verantwortung dafür tragen. Lassen Sie es, wenn es dies möchte, allein essen bzw. falls Sie es sind, die die gemeinsame Essenssituation nicht mehr ertragen können, schlagen Sie vor, vorübergehend getrennt zu essen.

Wichtig ist auch, daß alle Familienmitglieder sich direkt miteinander auseinandersetzen. Stellen Sie sich nicht mehr als Vermittlerin zur Verfügung: Papa hat gesagt ... Falls die einzelnen etwas voneinander wissen möchten, sollen sie dies direkt anfragen und ohne Mittelsperson untereinander klären.

Falls Ihr Kind bereits therapeutisch arbeitet, ermutigen Sie es, die Therapie durchzuhalten. Sehen Sie in der Therapeutin keine Konkurrenz, sondern eine wichtige Hilfe, durch die Sie selbst auch entlastet werden. Im Verlauf der Therapie wird Ihr Kind Ihnen vielleicht Fragen über die Vergangenheit stellen, die Sie ehrlich und offen beantworten sollten. Es ist für die Betroffenen häufig eine Erleichterung zu hören, daß ihre Gefühle und Erinnerungen sie nicht täuschen. Machen Sie deutlich, warum Sie damals in einer bestimmten Weise gehandelt haben und akzeptieren Sie Vorwürfe nur dann, wenn Sie selbst von ihrer Berechtigung überzeugt sind. Es geht nicht um Schuldzuweisungen; die Auseinandersetzung mit der familiären Vergangenheit hat ihren Sinn darin, daß sie dazu beiträgt, daß Ihr Kind Klarheit über sich gewinnen kann; dabei sollten Sie ihm helfen. Signalisieren Sie, daß Sie bereit sind, Ihr Kind neu kennenzulernen und daß Sie die Eßstörung nicht als gegen sich gerichtet sehen, sondern sie als Zeichen dafür nehmen, daß die gesamte Familie gefordert ist, sich auf einen Veränderungsprozeß einzulassen.

b) Väter

All das, was in dem Abschnitt für Mütter gesagt wird, gilt selbstverständlich auch für die Väter. Erfahrungsgemäß fällt es diesen aufgrund ihrer Sozialisation als Mann jedoch schwerer, die psychischen und physischen Auswirkungen einer Eßstörung nachzuvollziehen.

Als Vater eines eßgestörten Kindes sind Sie damit konfrontiert, daß Ihr Kind nicht mehr wie früher funktioniert und ihre Frau mit Verzweiflung auf die Erkrankung reagiert, die sich auf das gesamte Familienleben auswirkt, zu ständigen Diskussionen über das veränderte Verhalten des Kindes führt und um die sich bald alles ausschließlich zu drehen scheint. Sie suchen nach praktischen Lösungen und geraten dabei sehr schnell an Ihre Grenzen. Nichts ist mehr logisch, vieles nicht erklärbar. Mit „Iß doch einfach mehr ..." oder „Reiß Dich zusammen ..." können Sie sicher nichts bewirken. Sie sind froh, wenn Sie sich auf Ihre Arbeit zurückziehen und dabei auf andere Gedanken kommen können. Doch dürfen Sie das Problem nicht auf Ihre Frau abschieben; im Gegenteil braucht diese gerade jetzt dringend Ihre Unterstützung und Entlastung. Sie müssen sich zusammen Freiräume schaffen, Zeit, die sie beide alleine miteinander verbringen. Versuchen Sie, ständige Gespräche über das erkrankte Kind zu vermeiden. Wenden Sie sich Ihrer Frau zu, nehmen Sie sie ernst und bagatellisieren Sie ihre Sorgen und Probleme nicht. Informieren Sie sich über die genaue Symptomatik der Erkrankung Ihres Kindes und über Hilfsangebote. Erklären Sie sich bereit, im Rahmen einer eventuellen Familientherapie mitzuarbeiten. Selbst wenn Sie sich davon zunächst keine Hilfe versprechen, so lassen Sie sich wenigstens auf einen Versuch ein, Ihre Beziehung zu der gesamten Familie kann davon profitieren.

Vermeiden Sie Bemerkungen zur Figur Ihres Kindes, positive wie negative. Versuchen Sie auch, im Gespräch mit Ihrem Kind nicht ironisch oder zynisch zu reagieren, dadurch würde eine Annäherung und Verständigung nur erschwert. Zeigen Sie Ihre Gefühle, auch wenn es für Sie ungewohnt ist. Ihrem Kind wird es gut tun, wenn es spürt, daß Sie besorgt sind und auch hilflos, aber auch Vertrauen und Hoffnung haben. Wenn Sie sich dem Kind in Ihren Stärken und Schwächen, mit all ihren Gefühlen zeigen, kann Sie dies näher zueinander bringen. Achten Sie jedoch darauf, daß Sie sich nicht mit Ihrem Kind gegen Ihre Frau verbünden, Ihre erste Bezugsperson muß immer Ihre Frau bleiben. Auch Sie müssen dazu beitragen, daß sich die familiäre Kommunikation direkter gestaltet; spielen Sie also nicht den Vermittler, wenn Ihr Kind z. B. etwas von Ihrer Frau möchte. Wenn der Umgang in der Familie insgesamt offener und direkter wird, wird sich auch Ihre Beziehung zu Ihrer Frau und damit Ihre Ehe verändern. Insofern läßt sich die Eßstörung des Kindes vielleicht als Herausforderung und Chance dafür begreifen, daß Sie Ihrer Frau und Ihren Kindern näherkommen, sie einander wirklich wahrzunehmen beginnen. Ist die Erkrankung Ihres Kindes auch Ausdruck für gestörte und unbefriedigende Beziehungsstrukturen in der Familie, so können solche Veränderungen entscheidend zum Heilungsprozeß beitragen und Ihrem Kind helfen, sich von seiner Eßstörung zu befreien.

c) Geschwister und Verwandte

Für Geschwister von eßgestörten Kindern – insbesondere von Magersüchtigen – ergeben sich viele Probleme daraus, daß sich die Eltern oft ganz auf das erkrankte Kind konzentrieren und ihr Leben häufig so sehr auf dieses hin ausrichten, daß die anderen Kinder in ihren Bedürfnissen zu kurz kommen. Wenn sie sich in dieser Situation ein Vertrauensverhältnis zu Verwandten und Freunden aufbauen und in diesen dann zentrale Bezugspersonen finden, sollten die Eltern dies unterstützen und nicht aus einer Art Eifersucht heraus zu unterbinden suchen.

Als Geschwister eines eßgestörten Kindes solltet Ihr Euch bei einer Beratungsstelle über die jeweilige Eßstörung genauer informieren. Ihr seid ein Teil des Familiengefüges, das neu geordnet werden muß, d. h. im Falle eines familientherapeutischen Vorgehens, von dem erfahrungsgemäß gerade Geschwister sehr profitieren, ist Eure Mitarbeit unabdingbare Voraussetzung. Wichtig ist, daß Ihr keine übertriebene Rücksicht nehmen müßt. Ihr sollt und dürft Euch gegenüber Eurer erkrankten Schwester oder Eurem erkrankten Bruder abgrenzen. Ihr sollt Euer eigenes Leben führen und z. B. auch essen können, was und wie Ihr wollt. Erfahrungsgemäß geht Ihr meist klar und ehrlich mit dem oder der Betroffenen um. Ihr zeigt, wenn Ihr Euch freut, aber auch wenn Ihr genervt seid und Ihr Euch ärgert. Das ist gut so, und Eure Eltern können letztlich davon lernen.

Als Großeltern, Tante, Onkel oder nahe Angehörige reagieren Sie auf die betroffenen Kinder und Jugendlichen häufig mit Hilflosigkeit und Unsicherheit. Sie möchten nichts falsch machen und entscheiden sich deswegen oft dafür, sich ganz herauszuhalten. Diese Verunsicherung und die Ängste resultieren zum großen Teil aus einer Unkenntnis und lassen sich mit mehr Wissen über die jeweilige Eßstörung oft leicht auflösen. Informieren Sie sich deswegen genauer und bieten Sie Ihre Unterstützung an. Gehen Sie offen und ehrlich mit dem betroffenen Kind um. Besprechen Sie mit ihm, inwieweit es Ihre Hilfe annehmen kann und möchte. Bedrängen Sie es nicht, wiederholen Sie gegebenenfalls Ihr Angebot, wenn es es zuerst noch nicht annehmen kann oder will.

Eltern zögern oft, sich Verwandten mit dieser Problematik anzuvertrauen. Sie haben das Gefühl, versagt zu haben und fürchten entsprechende Kritik. Versuchen Sie, den Eltern diese Ängste zu nehmen: Bieten Sie Unterstützung an und besprechen Sie mit der Familie, wie Ihre Hilfe aussehen kann. Manchmal kann es beispielsweise hilfreich sein, das eßgestörte Kind ab und zu ein Wochenende zu betreuen und die Familie so einmal zu entlasten. Vielleicht können Sie sich aber auch den anderen Kindern intensiver widmen und für diese so einen Ausgleich an Zuwendung und Aufmerksamkeit schaffen. Vermeiden Sie jedoch, zu demonstrieren, daß Sie ihnen bessere Eltern als ihre eigenen wären. Falls Sie der Meinung sind, daß in Ihrer Verwandtschaft ein Kind unter Eßstörungen leidet, die Familie dies aber nicht wahrnimmt, so konfrontieren Sie die Familie mit Ihrem Verdacht und motivieren Sie sie dazu, Hilfe zu suchen (vgl. dazu auch den Abschnitt „Krankheitseinsicht" in Kap. 6).

d) LEHRERINNEN UND LEHRER; BETREUERINNEN UND BETREUER

Wenn Sie mit Jugendlichen arbeiten, ist die Wahrscheinlichkeit, daß darunter auch solche mit Eßstörungen sind, sehr hoch. Erkennen werden Sie die Magersüchtigen und die Übergewichtigen; Bulimikerinnen kann ihre Erkrankung äußerlich in der Regel nicht angemerkt werden, allenfalls könnten Ihnen bestimmte Verhaltensweisen entsprechende Verdachtsmomente liefern.

Wenn Sie nun bei einer oder einem Jugendlichen eine Eßstörung vermuten, könnte der erste Schritt sein, das Thema Eßstörung allgemein im Rahmen des Unterrichts zu behandeln oder eine Informationsveranstaltung zu diesem Thema anzubieten, vielleicht können Sie auch eine entsprechende Beratungseinrichtung bitten, ihre Arbeit einmal vorzustellen. Selbstverständlich sollten Sie dabei die vermutlich Betroffene nicht direkt ansprechen. Diese Vorgehensweise trägt zur Sensibilisierung der anderen in der Klasse bei und erleichtert der Betroffenen dann später – für den Fall, daß sie sich zu ihrer Eßstörung bekennt – den Umgang mit ihren Mitschülerinnen und Mitschülern. Alternativ dazu oder in einem zweiten Schritt können Sie auch individuell auf die Betroffene zugehen. Sie sollten dann aber zunächst herauszufinden versuchen, wer von Ihren Kolleginnen und Kollegen ein Vertrauensverhältnis zu der Jugendlichen hat. Diese Person sollte dann auch zuerst mit der Betroffenen sprechen; wichtig ist dabei allerdings, daß auf eine Jugendliche immer eine weibliche Bezugsperson zugeht bzw. für einen Jugendlichen sich ein männlicher Ansprechpartner findet.

Versuchen Sie, Ihren Einfluß geltend zu machen, aber überschätzen Sie sich nicht. Letztlich ist es immer die Betroffene selbst, die handeln muß. Sie können auch nicht die Rolle einer Therapeutin oder eines Therapeuten übernehmen, die in der Regel bei Eßstörungen unbedingt notwendige professionelle Behandlung können sie nicht ersetzen. Sie können jedoch eine wichtige Bezugs- und Identifikationsperson für die Betroffene werden, die therapiebegleitend sehr wichtige Funktionen übernehmen kann.

Als Ansprechpartner oder Ansprechpartnerin sollten Sie sich zuerst einmal gründlich über die jeweilige Eßstörung informieren. Zudem müssen Sie natürlich auch Ihre eigene Haltung gegenüber dem Schönheits- und Schlankheitsideal wie auch gegenüber Diäten überprüfen. Wählen Sie eine entspannte Gesprächssituation, garantieren Sie, daß niemand anderes mithören kann, daß Sie selbst ausreichend Ruhe und Zeit haben. Beginnen Sie das Gespräch mit der Wiedergabe Ihrer Wahrnehmungen, die sich auf die veränderte Persönlichkeit der oder des Betroffenen beziehen. Fragen Sie, wie sich die oder der Betroffene selbst einschätzt, welche Veränderungen sie oder er an sich bemerkt. Erst danach sollten Sie klar Ihren Verdacht äußern, daß diese Veränderungen im Verhalten (z. B. Antriebsschwäche, Lethargie, Resignation, extreme Aktivitäten, Unruhe und Konzentrationsschwäche, unerklärliche Aggressionen, Unzuverlässigkeit, starke Ambivalenzen) zusammen mit den Ihnen ebenfalls aufgefallenen körperlichen Veränderungen Zeichen für eine Eßstörung bei der oder dem Betroffenen sein könnten. Informieren Sie die Betroffene oder den Betroffenen über das genaue Krankheitsbild der von Ihnen vermuteten Eßstörung. Häufig können eßgestörte Jugendliche sich selbst nicht richtig einschätzen. Besonders in Anfangsstadien der Erkrankung können solche Hinweise und Informationen für sie hilfreich sein. Bei der Magersucht ist die fehlende Krankheitseinsicht Teil der Symptomatik, d. h. wenn die Betroffene mit Unverständnis auf Ihre Besorgnis reagiert und ihre Erkrankung bagatellisieren will, sollten Sie darauf hinweisen, daß und warum Sie diese Reaktion erwartet haben. Sollte die Betroffene auf Ihr Gesprächsangebot eingehen und sich Ihnen öffnen, dann hören Sie vor allem zu, vermeiden Sie es, gleich Ratschläge zu geben und versuchen Sie gleichermaßen sachlich wie auch einfühlsam zu reagieren. Finden Sie heraus, wer noch helfen könnte, inwieweit z. B. die Eltern einbezogen werden sollten, welche Form der Unterstützung die Betroffene von Ihnen wünscht oder erwartet und welche Sie auch bereit sind, zu geben. Erwähnen Sie ihr gegenüber die weiteren Hilfsangebote, die zur Verfügung stehen, bzw. sagen Sie ihr, daß sie von Ihnen entsprechende Informationen bekommen kann, wenn sie dies will. Vielleicht haben Sie sich auch schon ein Informationsblatt von einer Beratungseinrichtung besorgt, das Sie dann weitergeben können. Lassen Sie sich nicht entmutigen, wenn Sie auf massive Abwehr stoßen, insbesondere bei magersüchtigen und bulimischen Jugendlichen ist dies in der Regel die erste Reaktion. Sie haben jedoch mit Ihrem Gesprächsangebot ein wichtiges Signal gesetzt: Sie haben zu erkennen gegeben, daß Sie Bescheid wissen und bei Bedarf als Ansprechpartnerin bzw. -partner zur Verfügung stehen. Drängen Sie Ihre Hilfe nicht auf. Dies ist natürlich besonders schwer, wenn die Jugendliche in einem schlechten körperlichen Zustand ist. In einem solchen Fall sollten Sie versuchen, sie zumindest zu einem Arztbesuch zu motivieren. Auch ein therapeutisches Vorgehen sollten Sie ansprechen und dessen Bedeutung betonen. Die Zusammenarbeit mit den Eltern ist sehr wichtig. Oft ist es schwierig, die Eltern einzubeziehen, weil diese das Problem leugnen oder bagatellisieren bzw. schon resigniert haben. Sie sollten, wenn Sie mit den Eltern Kontakt aufnehmen, unter allen Umständen zu vermeiden suchen, diesen Schuldgefühle zu vermitteln bzw. diesen das Gefühl zu geben, Sie wollten in irgendeiner Weise in Konkurrenz zu ihnen treten. Dies geht am leichtesten, wenn Sie mit den Eltern ähnlich wie mit der Betroffenen sprechen: sachlich, informativ und einfühlsam. Bieten Sie Ihre Unterstützung an, diese könnte z. B. darin bestehen, daß Sie zusammen mit den Eltern ein Gespräch mit der Betroffenen führen, in dem dann gemeinsam über das mögliche weitere Vorgehen beraten wird. Den Kontakt zu den Eltern sollten Sie nur nach Absprache mit der Betroffenen aufnehmen, Sie sollten nichts ohne das Wissen der Betroffenen unternehmen.

Sollte ein erster Gesprächsversuch scheitern, so signalisieren Sie der Betroffenen, daß Sie ihre Weigerung, mit Ihnen zu reden, akzeptieren und nicht verurteilen. Wiederholen Sie Ihr Gesprächsangebot von Zeit zu Zeit. Resignieren Sie nicht, und üben Sie keinen Druck aus.

Zeigen Sie Ihre Besorgnis, jedoch auch, daß Sie darauf vertrauen, daß die Betroffene für sich sorgen wird und selbst den für sie richtigen Zeitpunkt bestimmen wird, Hilfe zu suchen. Geben Sie ihr positive Rückmeldungen, bestärken Sie sie in ihren Kompetenzen. Achten Sie aber immer darauf, daß sich Ihre Bestätigungen weder auf das Körpergewicht noch auf Leistung beziehen; insbesondere im Umgang mit leistungsbezogenen Magersüchtigen und Bulimikerinnen ist dies zu beachten. Ermutigen Sie die Betroffene zu sozialen Kontakten. Ihre eigene Beziehung zu ihr sollte ehrlich und direkt sein, frei von Ironie und Zynismus. Zeigen Sie, wenn Sie sich freuen, aber auch wenn Sie ärgerlich und hilflos sind. Sprechen Sie auch darüber, wie Sie Konflikte und Probleme angehen (z. B. wo Sie sich Informationen und Unterstützung holen). Sie sollten versuchen, weder Zweckoptimismus noch – als anderes Extrem – Hoffnungslosigkeit zu verbreiten. Stellen Sie sich darauf ein, daß der Weg aus der Eßstörung, den Sie ein Stück hilfreich begleiten können, mühsam und lang ist.

e) Freundinnen und Freunde

Der Kontakt zu gleichaltrigen Freundinnen und Freunden ist für eßgestörte Kinder und Jugendliche sehr wichtig. Eine Eßstörung wirkt sich allerdings meist sehr negativ auf Freundschaften aus, die Zahl von Freundinnen und Freunden nimmt erfahrungsgemäß stark ab.

Als Freundinnen oder Freunde von Eßgestörten fühlt Ihr Euch oft überfordert und hilflos. Ihr könnt das ständige Reden über das Essen und die Figur nicht mehr aushalten und sperrt Euch gegen einen weiteren Kontakt.

Ihr leidet z. B. darunter, daß Eure bulimische Freundin häufig kurzfristig Verabredungen ohne Grund absagt, Termine nicht einhält und stimmungsmäßig unberechenbar ist. Eine Bulimikerin verspricht an einem Tag alles und hält am nächsten nichts davon ein. Sie erträgt keine Kritik und möchte immer im Mittelpunkt stehen. Sie sieht gut aus, das bringt ihr oft Bewunderung ein. Freundschaften gegenüber verhält sie sich manchmal ähnlich wie gegenüber solchem Lob: bloß konsumierend; nichts berührt sie oder kommt ihr wirklich nahe.

Magersüchtige Mädchen lösen bei Euch Ängste aus, sie wirken starr und kalt. Sie sind meist Klassenbeste und deswegen auch beliebt.

Manchmal klammern sie sich an Euch Freundinnen wie an einen letzten Halt. Sie reden gern über das Essen. Auf ihre Erkrankung aber sind sie nicht ansprechbar, kein Zureden hilft hier. Sie lassen niemanden an sich heran. Auch körperliche Berührungen sind ihnen unangenehm.

Übergewichtige Mädchen bekommen von Euch häufig „gute" Ratschläge oder Mitleid. Sie sind meist hilfsbereit und entgegenkommend Euch gegenüber und stellen keine Konkurrenz dar.

Wenn Ihr Eurer Freundin helfen wollt, solltet Ihr immer wieder auf sie zugehen und Euch nicht abschrecken lassen; soziale Kontakte sind für sie von großer Wichtigkeit. Ihr solltet Euch über Eßstörungen und entsprechende Hilfsangebote bei einer Beratungsstelle informieren und der Freundin Eure Unterstützung anbieten. Ihr dürft und sollt sie mit Eurem Wissen über ihre Erkrankung konfrontieren! Stimmt Eurer Freundin nicht zu, wenn Ihr die Situation anders einschätzt als sie, oder sie ihre Eßstörung ganz und gar leugnet. Wenn Ihr deutlich Anzeichen für eine Eßstörung bei ihr bemerkt, sprecht sie direkt darauf an. Erwartet aber nicht, daß sie dann das tut, was Ihr für richtig haltet. Beschränkt Euch zunächst darauf, sie mit ihrer Erkrankung zu konfrontieren; übt jedoch keinen Druck aus, wenn sie Eure Hilfe nicht möchte und sich zurückzieht. Keinesfalls sollt Ihr Euch für sie aufopfern; Ihr müßt für Euch erkennen, inwieweit Ihr wirklich bereit seid, Euch zu engagieren (z. B. während des Klinikaufenthaltes Briefkontakt zu ihr zu halten). Wenn Ihr Euch überfordert fühlt und Euch von ihr abgrenzen wollt, so sagt dies offen und mogelt Euch nicht einfach aus der Beziehung heraus. Geht Eurer Freundin ehrliche Rückmeldungen über ihr Verhalten; mit Bemerkungen zur Figur ist das allerdings eine schwierige Sache: Lobt ihr eine Magersüchtige dafür, daß sie zugenommen hat, reagiert sie mit Panik und beginnt wieder zu hungern. Sagt Ihr ihr, daß sie so dünn aussieht, freut sie sich und hungert weiter. Sagt Ihr einer dicken Freundin, daß sie dick ist, so weiß sie das sicher selbst und Ihr setzt sie nur unter zusätzlichen Druck. Eine Diät wird ihr erfahrungsgemäß nicht zu einer dauerhaften Gewichtsabnahme verhelfen können; sie zu einer solchen zu motivieren, wäre also wenig sinnvoll. Eine bulimische Freundin freut sich zwar, wenn Ihr ihre Figur lobt, doch verstärkt Ihr damit zugleich ihre Angst zuzunehmen, da sie ihr Selbstwertgefühl ja von solchem Lob und damit mehr und mehr von ihrem Gewicht abhängig macht. Ihr solltet also Bemerkungen zur Figur Eurer Freundin gegenüber prinzipiell unterlassen. Sagt ansonsten immer offen, was Euch an Eurer Freundin gefällt, aber auch, was Euch Schwierigkeiten macht. Übertriebene Rücksichtnahme macht Eure Beziehung unehrlich. Ihr laßt die Betroffene nicht im Stich, wenn Ihr für eine Weile den Kontakt ruhen laßt. Ihr habt das Recht, die durch die Eßstörung bewirkten Veränderungen in Eurem Verhältnis zu überdenken und Euch zu entscheiden, ob Ihr die Freundschaft unter diesen Umständen halten möchtet. Wichtig ist, daß Ihr darüber mit Eurer Freundin sprecht. Sollte Euch eine Freundin ihr Eßverhalten anvertrauen und Euch bitten, darüber nicht mit anderen zu sprechen, so haltet Euch unbedingt an diese Abmachung. Sollte Euch dieses Geheimnis so sehr belasten, daß Ihr das Gefühl habt, darüber mit jemandem sprechen zu müssen, dann sucht eine Beratungseinrichtung auf, vielleicht begleitet Euch sogar Eure Freundin dorthin. Dort könnt Ihr auch anonym bleiben. Eltern und Lehrer ohne Einwilligung der Betroffenen einzuschalten, ist nur dann unabdingbar, wenn Eure Freundin Suizidgedanken hat. Hier solltet Ihr ihr auch offen sagen, daß Ihr nicht verantworten könnt, ein solches Wissen als Geheimnis für Euch zu behalten.

Freundschaften werden durch eine Eßstörung einer harten Krise ausgesetzt. Wenn Ihr diese aber gemeinsam durch- und überstehen könnt, ist dies die Chance für ein ganz neues und tiefergehendes Verhältnis zueinander.

6. Der Weg aus der Eßstörung

Im folgenden soll der Weg skizziert werden, der aus der Eßstörung herausführen kann. Die dazu nötigen Schritte können letztlich immer nur von den an einer Eßstörung Erkrankten selbst gemacht werden. Sie als Eltern oder Angehörige können diese aber dabei unterstützen. Sprechen Sie gemeinsam über die zur Verfügung stehenden Möglichkeiten. Versuchen Sie, moralischen Druck zu vermeiden. Haben Sie Geduld und Zuversicht, vermeiden Sie überstürzte Entscheidungen und versuchen Sie, sich weitere Hilfe zu organisieren.

a) SCHRITT 1: KRANKHEITSEINSICHT

Die Familie und das soziale Umfeld

Es ist sicherlich nicht leicht, sich einzugestehen, daß in der eigenen Familie etwas grundsätzlich nicht stimmt und daß es Probleme gibt, die sich einer praktischen und schnellen Lösung entziehen, die an einer Person sichtbar sind, aber die gesamte Familie fordern. Sich einzugestehen, daß trotz aller gegenteiligen Bemühungen ein Familienmitglied „aus der Rolle" fällt und leidet, heißt auch, zugeben zu müssen, nicht mehr die perfekte Familie zu sein. Das Selbstbild der Familie läßt dies häufig lange nicht zu und verhindert damit auch ein Wahrnehmen und eine Behandlung der Eßstörung.

Das soziale Umfeld, vor allem Lehrer und Freunde, nehmen Störungen häufig relativ schnell wahr, sind aber unsicher, inwieweit sie sich einmischen sollen und dürfen, zumal wenn die Eltern mit Desinteresse reagieren und die Betroffenen selbst ihre Problematik leugnen. Sie sollten diese Verleugnungsstrategien jedoch nicht unterstützen und – auch wenn Eltern und Angehörige zu einer Mitarbeit nicht bereit sind – die Betroffenen in jedem Falle mit Ihrem Wissen über die Eßstörung und entsprechende Hilfsangebote konfrontieren und sie zu motivieren suchen, diese Hilfe auch in Anspruch zu nehmen.

Die Krankheitseinsicht der Betroffenen ist der schwierigste Schritt und zugleich die Grundlage für alles weitere Vorgehen. Hier hängt alles von den Betroffenen selbst ab, sie allein können diesen Schritt tun, Angehörige können zwar Einfluß nehmen, aber auf keinen Fall etwas erzwingen. Angehörige sollten sich genau über die jeweilige Eßstörung und Hilfsangebote informieren und den Betroffenen dieses Wissen in sachlicher Form weiterzugeben suchen. Wenn Sie nicht den Mut finden, die Betroffenen direkt anzusprechen, kann ein erster Ansatzpunkt für eine Auseinandersetzung sein, ein Informationsblatt einer Beratungseinrichtung herumliegen zu lassen. Ebenfalls kann ein Buch, ein Zeitungsartikel oder ein Fernsehbericht zum Thema als Anlaß für ein Gespräch darüber genommen werden. Es ist völlig unwirksam, mit den Folgeschäden von Eßstörungen zu drohen, damit können Sie die Erkrankten nicht zu einer Behandlung motivieren. Da Sie jedoch den Gesundheitszustand Ihrer Tochter nicht genau beurteilen können und entweder dazu neigen werden, ihn zu dramatisieren oder zu verharmlosen, ist es – auch in Ihrem Interesse – notwendig, daß Sie vor allem anderen versuchen, Ihre Tochter von der Notwendigkeit einer medizinischen Behandlung und Betreuung zu überzeugen. Es ist auch auf jeden Fall sinnvoll, sich einer Elternselbsthilfegruppe anzuschließen, selbst dann, wenn Ihre Tochter nicht bereit ist, irgendwelche Hilfe in Anspruch zu nehmen und keinerlei Krankheitseinsicht zeigt. In einer Gruppe und in der Auseinandersetzung mit anderen betroffenen Müttern und Vätern können sich die Eltern erst einmal informieren, stärken und sicherer machen, neue Umgehensweisen erlernen, die sich dann auch positiv auf das betroffene Kind auswirken werden; oft wird dadurch auch seine Neugier und Aufmerksamkeit geweckt, und es sucht früher oder später selbst Hilfe.

Aus Gesprächen mit Betroffenen wird deutlich, wie vielfältig die Wege zur Krankheitseinsicht sind: „Ich habe gespürt, daß bei mir etwas anders ist als bei anderen; ich habe eine Fernsehsendung gesehen; eine andere Betroffene sprach mich an; ich merkte, daß ich nicht mehr leistungsfähig bin, mich nicht mehr konzentrieren konnte; ich fühlte mich allein und absonderlich; ich war körperlich am Ende; ich merkte, so geht es nicht mehr weiter; ich habe in der Zeitung darüber gelesen; ich habe ein Buch dazu geschenkt bekommen; meine

Lehrerin sprach mich darauf an; mein Arzt hat nachgefragt." Der Leidensdruck der Eßgestörten nimmt zu, je mehr die psychischen und körperlichen Auswirkungen der Erkrankung spürbar werden. Am häufigsten kommt es über die Identifikation mit anderen Betroffenen zu einer Krankheitseinsicht. Persönliche Gespräche, jedoch auch Rundfunk- und Fernsehsendungen, Zeitungsartikel oder Theaterstücke können eine solche Identifikation ermöglichen.

b) SCHRITT 2: BESUCH EINER BERATUNGSEINRICHTUNG

Sie sollten, wenn die Möglichkeit dazu besteht, unbedingt eine Beratungseinrichtung aufsuchen. Ein Gespräch kann Ihnen wertvolle Informationen vermitteln und Entlastung bieten. Die Beratungsstelle kann Ihnen auch mit Empfehlungen und Adressen für die nötigen weiteren Schritte – medizinische Vesorgung; Therapie; Selbsthilfe – weiterhelfen. Das Aufsuchen einer Beratungsstelle ist auch dann sinnvoll, wenn Ihr Kind keinerlei Krankheitseinsicht zeigt und ein Gespräch verweigert (vgl. auch das Adressenverzeichnis im Anhang).

c) SCHRITT 3: MEDIZINISCHE BETREUUNG

Medizinische Betreuung ist insbesondere bei Magersüchtigen und Bulimiker/innen unbedingt notwendig. Durch eine sofortige medizinische Betreuung kann verhindert werden, daß bereits vorhandene Schädigungen chronisch werden bzw. daß durch die Fehl- und Unterversorgung des Körpers weitere Mangelerscheinungen auftreten.
Die medizinische Betreuung ist aber immer nur eine begleitende Maßnahme, die auf keinen Fall eine therapeutische Behandlung ersetzen kann. Die von Ärzten oft geführten therapeutischen Kurzgespräche (15 Min. pro Woche) werden häufig irrtümlich als „Therapie" angesehen, stellen aber keine ausreichende therapeutische Betreuung dar.
Für ärztliche Hilfe können Sie sich an Allgemeinmediziner, Internisten, Gynäkologen, je nach Alter der Betroffenen auch an Kinderärzte wenden. Voraussetzung für eine wirkungsvolle Behandlung ist, daß die Ärztin bzw. der Arzt die Eßstörung erkennt und seine Behandlung so anlegt, daß sie den komplexen Auswirkungen einer solchen Erkran-

kung gerecht wird. Das ist gerade bei Bulimikerinnen immer wieder schwierig, da sie sich aus Scham meist nur ungenau über ihre Symptome äußern. Hier sind Fachwissen, Sensibilität und Einfühlsamkeit der Ärztin bzw. des Arztes in besonderem Maße gefordert.

Vorsicht ist geboten, wenn Magersüchtigen Präparate verabreicht werden, die eine Gewichtszunahme erzielen sollen (mit einer Ausnahme: die sogenannte flüssige „Astronautenkost"). Kontraindiziert sind auch Psychopharmaka, Hormonpräparate, Appetitzügler und Abführmittel. In Ausnahmefällen (z. B. beim Auftreten von schweren neurotischen Störungen oder Psychosen) kann der Einsatz von Psychopharmaka allerdings unumgänglich werden. Sollte ihr Kind Bedenken gegenüber seiner medizinischen Betreuung äußern, ermutigen Sie es, sich darüber direkt mit dem behandelnden Arzt auseinanderzusetzen oder – wenn dies nicht möglich ist – einen anderen Arzt aufzusuchen. Kinder und Jugendliche sollten immer, ihrem Alter gemäß, in den Behandlungsprozeß miteinbezogen und über ihre Behandlung aufgeklärt werden. Wichtig ist auch der Besuch eines Zahnarztes. Besonders bei Bulimikerinnen, die häufig erbrechen, ist der Zahnschmelz stark angegriffen. Wenn nach jedem Erbrechen die Mundhöhle mit einem Fluid ausgespült wird, läßt sich eine weitere Schädigung des Zahnschmelzes verhindern; dieses Fluid kann Ihnen Ihr Zahnarzt geben.

Die medizinische Betreuung sollte unbedingt kontinuierlich gewährleistet sein und sich nicht auf eine einmalige Grunduntersuchung beschränken. Eine medizinische Begleitung der therapeutischen Behandlung ist sowohl für die Therapeutin bzw. den Therapeuten als auch für die betroffenen Angehörigen eine große Entlastung. Um es jedoch noch einmal deutlich zu sagen: Weder Bulimie noch Magersucht lassen sich medizinisch heilen! Die medizinische Betreuung kann immer nur die körperlichen Folgeschäden behandeln oder verhindern.

Bei übergewichtigen Kindern und Jugendlichen ist eine medizinische Betreuung in der Regel nicht unbedingt erforderlich, bei starkem Übergewicht jedoch zu empfehlen. Viele Übergewichtige fühlen sich von Ärzten nicht ernst genommen, häufig werden ihnen oder den Eltern lediglich Diätpläne in die Hand gedrückt. Erfahrungsgemäß führt jedoch eine Diät nicht zu einem dauerhaften Erfolg. Eltern und Kinder haben dann oft noch zusätzlich das Gefühl, versagt zu haben. Wenn Ärzte die psycho-sozialen Bedürfnisse der Jugendlichen miteinbeziehen und das Übergewicht nicht nur als Problem von Energiezufuhr und Energieabfuhr betrachten würden, wäre den Betroffenen sehr geholfen. Wenn Sie also eine medizinische Beratung erwägen, ist eine sorgfältige Auswahl des behandelnden Arztes hier also sicher von entscheidender Bedeutung. Zu empfehlen ist ebenfalls ein gemeinsames Gespräch mit einer Ernährungsberatungsstelle, das auch viele Krankenkassen anbieten. Es ist wichtig, daß Ihr Kind in den Veränderungsprozeß miteinbezogen wird und durch ein solches informierendes Gespräch selbst Kompetenzen hinsichtlich einer richtigen Ernährung erwerben kann. Zudem sollten die Eltern ihr Kind zu verstärkter Bewegung ermutigen, um so sein Körperbewußtsein und seine Körperwahrnehmung zu stärken. Medizinische Betreuung, Ernährungsumstellung und Bewegung sind bei der Behandlung von Übergewicht sehr wichtig, reichen jedoch in der Regel als Behandlungsmaßnahmen nicht aus; auch bei übergewichtigen Kindern und Jugendlichen sind therapeutische Maßnahmen im allgemeinen sehr zu empfehlen.

In die medizinische Betreuung werden Eltern und Angehörige kaum miteinbezogen. Eventuell begleiten Sie Ihr Kind das erste Mal zum Arzt und führen das erste Gespräch gemeinsam. Danach begrenzt sich die Mitarbeit der Eltern jedoch darauf, mit ihrem Kind über die Behandlung im Gespräch zu bleiben (es aber nicht auszufragen!) und es zu ermutigen, die Behandlung fortzusetzen und Arzttermine auch einzuhalten. Sie müssen akzeptieren, daß der Arzt in erster Linie für Ihr Kind da ist und unter Schweigepflicht steht. Erschweren Sie ihm seine Arbeit durch ständiges Nachfragen nicht unnötig, sondern vertrauen Sie seinen Kompetenzen. Nutzen Sie die Chance, sich selbst zu entlasten, indem Sie ihm die Verantwortung für die medizinische Behandlung Ihres Kindes überlassen.

Bei der Auswahl des Arztes kann Ihnen eine Beratungseinrichtung helfen. Auch wenn Sie im Verlauf der Behandlung Bedenken bekommen, sollten Sie sich entsprechend kundig machen und notfalls Ihr Recht der freien Arztwahl in Anspruch nehmen.

d) SCHRITT 4: THERAPIE/SELBSTHILFE

Der Schritt in die Therapie muß sorgfältig vorbereitet werden. Eine Therapie darf nie gegen den Willen der Betroffenen eingeleitet, d. h. auch nicht nur den Eltern zuliebe begonnen werden. Der Therapiewunsch muß in jedem Fall von der oder dem Betroffenen selbst ausgehen. Auch die Entscheidung für bzw. auch gegen eine Familientherapie muß der Betroffenen selbst überlassen bleiben; entscheidet sie sich dagegen, sollten Sie dies respektieren.

Wenn sich Ihre Tochter oder Ihr Sohn zu einer Therapie entschließt, so sollten Sie diesen Wunsch unbedingt unterstützen! Informieren Sie sich, das wird Ihnen helfen, eventuelle Befürchtungen und eigenes Mißtrauen abzubauen. Ihre persönliche Haltung gegenüber der Therapie des Kindes kann sich auf den Therapieverlauf auswirken, ihn unterstützen oder bremsen.

Im Verlauf der Therapie kommt es häufig zu Abwehrreaktionen, die Therapierten klagen, wie sinnlos das alles sei, wie wenig sich verändere. Widerstände treten dann auf, wenn die Therapie an einen schmerzhaften und kritischen Punkt gelangt, und sind somit ein Zeichen dafür, daß wesentliche Konflikte zur Bearbeitung anstehen. Deswegen ist es unbedingt erforderlich, die Kinder oder Jugendlichen dann zu einer Fortführung der Therapie zu ermutigen. Auch wenn Sie als Eltern oder Angehörige ebenfalls keine Fortschritte erkennen, sollten Sie darin kein Scheitern der Therapie sehen. Die Wirkung von therapeutischen Sitzungen läßt sich immer nur langfristig erkennen und beurteilen.

Eine gründliche Aufklärung über die verschiedenen therapeutischen Verfahren, die im folgenden kurz vorgestellt werden, sollte jeder Entscheidung für ein bestimmtes therapeutisches Vorgehen vorausgehen. Die erste grundsätzliche Entscheidung, die die Betroffene treffen muß, ist die, ob sie eine ambulante oder eine stationäre Therapie beginnen möchte.

Der behandelnde Arzt kann einschätzen, inwieweit ihr körperlicher Zustand es erlaubt, noch ambulant zu arbeiten oder ob eine intensivmedizinische Versorgung bereits unbedingt erforderlich ist. Wenn eine stationäre Versorgung unumgänglich ist, sollte der Arzt – sofern er nicht entsprechende Vorerfahrungen hat – bei der Klinikauswahl eine Beratungsstelle zu Rate ziehen. Auch bei der Entscheidung für eine ambulante Therapie ist eine Beratung bezüglich der Therapierichtung notwendig. Die Ärzte nehmen sich dazu häufig zu wenig Zeit, so daß auch hier das Aufsuchen einer Beratungseinrichtung sehr hilfreich sein kann.

Ein stationärer Aufenthalt ist u.a. dann indiziert, wenn das Gewicht kritisch, d.h. auf 55–60 % oder weniger des Idealgewichts abfällt (30 kg-Grenze) oder es zu ausgeprägten Depressionen bis hin zur Suizidgefährdung bzw. anderen lebensbedrohlichen Komplikationen kommt.

Wenn eine Gewichtsgrenze von ca. 35 kg unterschritten ist, läßt der körperliche Zustand häufig ein therapeutisches Vorgehen überhaupt nicht mehr zu, u.a. weil die erforderliche Konzentrationsfähigkeit dann nicht mehr gegeben ist. Hier muß zuerst intensiv-medizinisch eine Gewichtszunahme eingeleitet und erreicht werden, z.B. durch künstliche Ernährung über eine Magensonde.

Eine stationäre Behandlung bietet für die Betroffenen den Vorteil, daß sie Abstand zu ihrem sozialen Umfeld bekommen und ein vielfältiges Therapieangebot kennenlernen. Für die Angehörigen ist es oftmals die erste Möglichkeit, nach einem langen Leidensweg aufzuatmen und Verantwortung abzugeben. Die familiäre Situation kann sich entspannen, was sich gerade auch für Geschwister erleichternd und befreiend auswirkt.

Der Nachteil eines Klinikaufenthaltes ist der „Glasglockeneffekt", d.h. die Betroffenen werden ca. 3 Monate behütet, versorgt und therapiert. Danach kommen sie jedoch in die alten Strukturen zurück. Die meisten Kliniken versuchen zwar die Angehörigen einzubeziehen, dies beschränkt sich in der Regel allerdings auf maximal 2–4 Gespräche. Es ist also äußerst wichtig, noch während des Klinikaufenthaltes des kranken Kindes eine Elterngruppe aufzusuchen und einen familiären Veränderungsprozeß einzuleiten (vgl. dazu auch den Abschnitt „Nachsorge").

Ambulante Therapie

Eine ambulante Therapie gewährleistet die Nähe zum alltäglichen Lebenszusammenhang (also auch zum Schulalltag und den Freundinnen) und ermöglicht das direkte Umsetzen von Therapieerfahrungen. Bei der ambulanten Therapie ist sowohl eine Einzel- als auch eine Gruppentherapie möglich. Die Gruppentherapie bietet mehr Möglichkeiten für Kontakterprobung. Außerdem können zentrale Problemfelder wie Selbstsicherheit, Egozentrik, Ängste, Perfektionismus, Verhältnis zu den Eltern und Sexualität leichter angesprochen und bearbeitet werden, da die Problematik in einer Gruppe auf mehrere Personen übertragen werden kann. Kinder und Jugendliche sind in der Regel in einer Gruppentherapie gut aufgehoben. Eine Einzeltherapie heißt, eine Bezugsperson ganz für sich allein zu haben und, je nach Therapieform, neue und heilende Beziehungserfahrungen machen zu können. Dies ist in anderer Form natürlich auch in einer Gruppentherapie möglich.

Sowohl für eine stationäre wie auch für eine ambulante Therapie sind lange Wartezeiten die Regel. Meist liegen zwischen Therapieentscheidung und Beginn der Therapie drei bis sechs Monate. Diese Monate sind für die Betroffenen meist eine mit großen Ängsten verbundene Zeit. Hier können Eltern, Angehörige und eventuell eine Selbsthilfegruppe sehr stabilisierend wirken.

Für Kinder eignet sich vor allem eine Familientherapie; falls diese nicht möglich ist, sind speziell ausgebildete Kinder- und Jugendlichentherapeuten zu empfehlen, die entweder mit Hilfe von Spieltherapie, psychoanalytisch ausgerichteter Gesprächspsychotherapie und/oder verhaltenstherapeutisch arbeiten. Sollte sexueller Mißbrauch vorliegen, so ist ein familientherapeutisches Vorgehen zwar auch möglich, jedoch sollten Sie sich zuvor bei einer Beratungsstelle für sexuellen Mißbrauch (z.B. Wildwasser) noch einmal genauer informieren.

Für Jugendliche und junge Erwachsene ist eine Familientherapie ebenfalls geeignet, insbesondere bei übergewichtigen Jugendlichen und jüngeren Anorektikerinnen, die in der Familie leben, ist diese sehr zu empfehlen. Bei älteren Magersüchtigen und Bulimikerinnen dagegen ist ein integratives Vorgehen, also eine Kombination von Familien-, Paar- und Einzelgesprächen günstiger. Bewährt haben sich auch Gesprächspsychotherapie und körpertherapeutische Behandlungen.

Probleme kann es bei der Finanzierung geben, da Krankenkassen in der Regel nur eine Verhaltenstherapie oder eine Psychoanalyse finanzieren, die Kosten für Gesprächspsychotherapien und Körpertherapien jedoch oft nicht von ihnen übernommen werden. Die meisten Krankenkassen finanzieren jedoch Familientherapien. Hier müssen Sie sich unbedingt vor Beginn der Therapie mit Ihrer Kasse absprechen. Die Kosten für eine Einzeltherapie liegen z.Z. zwischen 80,– bis 140,– DM, die Kosten für eine Gruppentherapie zwischen 40,– bis

60,– DM pro Stunde. Familientherapiesitzungen von 90 Minuten kosten ca. 180,– DM. Bei einer Familientherapie sind in der Regel ein bis zwei Sitzungen monatlich, bei einer Einzeltherapie ein bis zwei Sitzungen wöchentlich erforderlich. Familientherapien dauern ca. anderthalb Jahre, Verhaltenstherapien sechs Monate bis zu einem Jahr, (Einzel-) Gesprächspsychotherapien durchschnittlich zwei Jahre, bei einer Psychoanalyse rechnet man mit etwa zwei bis vier Jahren. Dies sind jedoch nur Mittelwerte, die in Einzelfällen auch über- oder unterschritten werden können.

Im folgenden wird ein kurzer Überblick über verschiedene ambulante Therapieformen gegeben. Die Familientherapie wird dabei etwas ausführlicher behandelt, da sie für Sie sicherlich von besonderem Interesse ist. Vielleicht kann Ihnen durch diese Information die Scheu und Angst vor einem therapeutischen Vorgehen genommen werden. Haben Sie den Mut, und nutzen Sie die Chance, die eine Therapie für die gesamte Familie bedeuten kann.

Familientherapie

Pioniere der Familientherapie, die erst seit den 70er Jahren in Deutschland praktiziert wird, sind V. Satir, S. Minuchin, P. Watzlawick und M. Selvini.

Familientherapiesitzungen werden in der Regel von einem therapeutischen Team durchgeführt, das sich aus einer Therapeutin und einem Therapeuten zusammensetzt; häufig wird die Sitzung von einem weiteren Therapeuten bzw. einer weiteren Therapeutin mit einer Videokamera aufgezeichnet und später im Team ausgewertet. Dies macht es möglich, die Familie aus verschiedenen Perspektiven zu sehen und bietet zugleich unterschiedliche Identifikationsmöglichkeiten (Sympathie und Antipathie) für die einzelnen Familienmitglieder. Es ist jedoch auch möglich, daß nur eine Therapeutin bzw. nur ein Therapeut mit einer Familie arbeitet. Die Sitzungen finden in etwa vierwöchigem Abstand statt; durchschnittlich sind für die Durchführung einer Familientherapie zehn bis zwanzig Sitzungen erforderlich.

Bei bestimmten Familienstrukturen, die in Familien, in denen es zu psychosomatischen Erkrankungen kommt, häufig anzutreffen sind, ist eine familientherapeutische Behandlung im allgemeinen geboten: Solche Familien sind z. B. geprägt durch eine (latent) konfliktreiche

Beziehung der Eltern; konfliktvermeidende Harmonisierungstendenzen, das Unterdrücken von Gefühlen wie Wut und Ärger; durch mangelnde Kommunikation über familiäre Beziehungen. In solchen Familien bestehen z. B. keine offenen Bündnisse; werden die Jugendlichen in unangemessener Weise in die elterliche Partnerbeziehung einbezogen und übernehmen eine Vermittlerrolle („Ehe zu dritt"); gibt es keine festen Zuständigkeitsbereiche; kommt es zu emotionalen Verstrickungen; werden die Autonomiebemühungen der Jugendlichen als bedrohlich und angstauslösend erlebt und zu unterdrücken versucht. Zu den kennzeichnenden Strukturmomenten in diesen Familien kann weiterhin gehören, daß Generations- und Geschlechtergrenzen aufgehoben sind, bzw. die Kinder in Rollen gedrängt werden, die nicht altersgemäß sind (Rollendiffusion); dazu gehören kann auch, daß rigide Anpassungsleistungen erwartet werden, daß das Generationenverhältnis sehr konfliktreich ist oder daß eine soziale Isolierung der Familie besteht.

Eine Familientherapie ist bei etwa 50–70 % der Fälle von noch nicht chronischer pubertärer Magersucht erfolgreich. Sie erspart Magersüchtigen die Loyalitätskonflikte, die in einer ablösungsfördernden Einzeltherapie unvermeidlich auftreten und zu einem Abbruch der Therapie führen können. Magersucht wie auch Bulimie stehen häufig in einem engen Zusammenhang mit Problemen von Ablösung, Autonomie, individueller familiärer Identität und dadurch bedingten gravierenden individuellen und familiären Veränderungen. Eine solche Eßstörung kann auch das Endprodukt eines emotionalen Prozesses sein, der die verschiedenen Generationen einer Familie übergreift, d. h. Störungen und Konflikte zwischen Eltern- und Großelterngenerationen können an die jeweiligen Kindergenerationen weitergegeben werden.

Zur Effizienz von Familientherapien bei Übergewicht liegen keine Erfahrungen vor, da Übergewicht bislang ausschließlich als Ernährungsproblem und nicht auch als psychische Störung angesehen und entsprechend behandelt wurde. Doch auch hier wären Familientherapien sicher von guter Wirkung.

In die Familientherapie wird die ganze Familie (manchmal auch die Großeltern) miteinbezogen. Die Familie wird dabei immer als System betrachtet, in dem sich die einzelnen in ihrem Verhalten wechselseitig beeinflussen, das Verhalten jedes Familienmitgliedes also in einem bestimmten Bedingungsgefüge steht. Die Erkrankung eines

Kindes ist Ausdruck einer tiefgehenden Störung dieses Systems. Die Selbstorganisation und Beziehungsform der Familie muß also entscheidend verändert werden, damit auch wirklich alle in der Familie sich ihren Bedürfnissen gemäß entwickeln können. Die Familientherapie schafft neue Beziehungsregeln und -muster, die eine Individuation ermöglichen und Raum für Ablösungsprozesse bieten. So wird z. B. durch die Methode des zirkulären Fragens (Was meinst Du Kind, wie Deine Mutter über dieses Problem denkt? Wie glaubst Du Vater, würde Deine Frau auf diese Äußerung reagieren?) deutlich, wer was über wen denkt. Wechselseitige Mißverständnisse, die vielleicht schon seit Jahren die Familie blockierten, können so geklärt werden. Nicht nur die Betroffenen, sondern alle Familienmitglieder profitieren von dem so entstehenden neuen und offenen Familiensystem. Das Therapeutenteam veranlaßt die Familie zu neuen Verhaltensweisen, es gibt Verhaltensaufträge und „verschreibt" Verhaltensexperimente bis zur nächsten Sitzung; die in der Familie vorhandenen Konfliktlösungs- und Unterstützungsmöglichkeiten (Ressourcen) werden in den therapeutischen Prozeß miteinbezogen.

Klientenzentrierte Gesprächspsychotherapie

Carl Rogers (USA) entwickelte vor fast 50 Jahren die Gesprächspsychotherapie. Diese Form der Psychotherapie geht davon aus, daß drei Momente eine konstruktive Veränderung bei einem Menschen herbeiführen: Einfühlungsvermögen (Empathie) des Therapeuten bzw. der Therapeutin, Annahme und Wertschätzung (Akzeptanz) des Klienten oder der Klientin durch den Therapeuten bzw. die Therapeutin und Wahrhaftigkeit des Therapeuten bzw. der Therapeutin. Die solchermaßen bestimmte Beziehung zum Therapeuten oder zur Therapeutin soll den Klienten ermöglichen, korrigierende Beziehungserfahrungen zu machen. Insbesondere für Menschen mit Eßstörungen ist dies wichtig und heilsam, da sie überwiegend doppelbödige und widersprüchliche Beziehungen erlebt haben, die von Verunsicherung, Verurteilung und Nicht-Akzeptanz geprägt waren und ihnen die Ausbildung eines ausreichenden Selbstwertgefühls erschwert oder unmöglich gemacht haben.
Psychische Störungen treten dann auf, wenn Erfahrungen ignoriert, geleugnet oder verzerrt werden müssen, weil das Selbstbild einer Per-

son nicht mit ihrer Wahrnehmung in Beziehung gebracht werden kann, weil Selbst- und Fremdwahrnehmung nicht übereinstimmen. Der Konflikt zwischen zwei psychischen Instanzen, dem Selbstbild und dem Erleben, erzeugt Spannungen und Ängste, die dann wiederum zu nicht angemessenen Handlungsmustern führen. Klienten sollen durch die Gesprächspsychotherapie befähigt werden, sich selbst zu erforschen und ihr Selbstbild mit Hilfe neuer Erfahrungen und Bewertungen zu korrigieren. Das Ziel der Therapie ist erreicht, wenn die Klienten nur noch geringen seelischen Spannungen ausgesetzt sind, auf äußere Bedrohungen möglichst immun reagieren und zu einer konstruktiven Auseinandersetzung mit ihren Lebensbedingungen fähig sind, dazu gehört dann auch, daß sie über ein gutes Maß an Selbstkontrolle und Verständnis für sich und andere Menschen verfügen.

Psychoanalyse und analytisch orientierte Verfahren

Ende des 19. Jahrhunderts wurde die Psychoanalyse als erstes systematisch angewandtes Psychotherapieverfahren von dem Wiener Nervenarzt Sigmund Freud für die Behandlung von seelisch kranken Menschen entwickelt. Man unterscheidet heute zwischen Individualpsychologischer Tiefenpsychologie (Alfred Adler), Analytischer Psychologie (Carl Gustav Jung) und der Psychoanalyse (Sigmund Freud). Offene Gespräche, freie Assoziationen, Besprechung von Träumen, Übertragung und Wiederbelebung verdrängter Beziehungsmuster und Konflikte, Bearbeitung von Widerständen, Gegenübertragung und Deutung durch die Analytikerin bzw. den Analytiker sind konstitutiv für eine analytische Psychotherapie. Die Analytikerin oder der Analytiker bietet eine Projektionsfläche; eine gegenseitige, reale Beziehung ist nicht möglich. Die Arbeit konzentriert sich auf innerpsychische Prozesse; den Signalen des Körpers und der Körperlichkeit überhaupt werden wenig Bedeutung beigemessen. Dies heißt, daß für eßgestörte Frauen, die ihr inneres Erleben deutlich körperlich darstellen, die Gefahr besteht, daß sie zwar theoretisch „nachreifen", ihre Körperlichkeit und die damit verbundenen Probleme aber auf der Strecke bleiben können.
Ein großer Leidensdruck und die starke Motivation zur persönlichen Veränderung sind Voraussetzung für die Behandlung. Ein analytisches Vorgehen bei Eßgestörten ist nur dann günstig, wenn das eigent-

liche Symptom nur gelegentlich auftritt und die Analysandin nicht zu sehr beeinträchtigt. Auch ist ein psychischer Leidensdruck und eine Bereitschaft zur Veränderung bei Magersüchtigen beispielsweise meist nicht gegeben. Bei Eßgestörten, die durch ihre Erkrankung häufig in eine soziale Isolation geraten sind und deren Erkrankung u. a. ja gerade auch Ausdruck ihrer mangelnden Beziehungsfähigkeit ist, reicht das Beziehungsangebot in der klassischen Analyse im allgemeinen nicht aus. Eine Psychoanalyse zu machen bedeutet, sich zeitweise einer starken Belastung auszusetzen; auch ist ihre Wirkung nie eine sich unmittelbar einstellende. Deswegen sind ein gewisser Gesundheitszustand und ein unterstützendes soziales Umfeld (z. B. eine Selbsthilfegruppe) sowie eine zusätzliche Auseinandersetzung mit dem eigenen Körper (z. B. durch körpertherapeutische Arbeit) wichtige Voraussetzungen bzw. Begleitfaktoren für eine erfolgreiche Analyse bei Eßgestörten. Eine analytisch orientierte Kindertherapie, bei der durch Spiele unbewußte Vorgänge und Konflikte bewußt gemacht werden (Spieltherapie), ist für die Behandlung von Eßstörungen bei Kindern von guter Wirkung, doch eine Familientherapie sollte dennoch immer vorrangig angestrebt werden.

Verhaltenstherapie

Die Verhaltenstherapie wurde in der Zeit des Zweiten Weltkriegs entwickelt und erschütterte die Position der klassischen Analyse nachhaltig.
Sie ist eine symptomorientierte Therapie und geht davon aus, daß problematisches Verhalten „erlernt" ist und damit auch wieder „verlernt" werden kann. Als therapeutisches Mittel wird zur Festigung des Verhaltens Belohnung, zum Löschen des Verhaltens Nicht-Belohnung und für eine zeitweilige Unterdrückung auch Bestrafung eingesetzt.
Zu Beginn der Behandlung wird eine Verhaltens- und Bedingungsanalyse erstellt: Welches Verhalten ist gestört, und welche Bedingungen erhalten dieses Verhalten aufrecht?
Ein verhaltenstherapeutisches Konzept zur Behandlung von Magersucht könnte beispielsweise so aussehen: Systematische Desensibilisierung der Angst vor einer Gewichtszunahme, vertragliches Festsetzen des Gewichtsanstiegs, positives Verstärken des gewünschten Eßverhaltens, Belohnung durch soziale Kontakte und Ausflüge, nega-

tive Verstärkung bei Nichterreichen eines Ziels, tägliches Feedback über die allmählich zunehmende Nahrungsmenge, deren Kaloriengehalt und das Körpergewicht wird als Methode der positiven Beeinflussung gewertet. Hält die Magersüchtige Vereinbarungen nicht ein und nimmt z. B. ab, so wird sie mit Kontakteinschränkungen bis hin zum Kontaktentzug bestraft.

Bei der Bulimie steht die Selbstbeobachtung und Protokollierung des Eßverhaltens im Vordergrund, mit ihrer Hilfe werden Selbstkontrollen aufgebaut, die Auslöser für die Heißhungerattacken und das Erbrechen gesucht. Dies fördert die Einsicht der Betroffenen in ihr eigenes Eßverhalten. Reizkontrolltechniken sollen Verhaltensänderungen fördern.

Die Kosten für eine Verhaltenstherapie werden in der Regel von jeder Krankenkasse übernommen. Deshalb wird dieses Behandlungsverfahren sehr häufig eingesetzt.

Eine Verhaltenstherapie zielt vorrangig auf die Wiederherstellung der Funktionsfähigkeit eines Menschen, seine emotionalen oder psychischen Prozesse interessieren weniger. Daher ist die klassische Verhaltenstherapie für Menschen mit Eßstörungen nicht unbedingt anzuraten. Ein Abtrainieren des Symptoms führt in der Regel nur zu einer Symptomverschiebung, d. h. es ist wahrscheinlich, daß einfach andere Eßstörungen oder andere Formen von Abhängigkeit entwickelt werden. Inzwischen gibt es jedoch auch Verhaltenstherapeuten bzw. Verhaltenstherapeutinnen, die modifiziert arbeiten, d. h. auch gesprächstherapeutische Elemente integrieren.

Körpertherapie

Es gibt unterschiedliche Körpertherapieformen, die jedoch alle eines gemeinsam haben: Sie bearbeiten Defizite und Störungen in der Körperwahrnehmung und wollen die Betroffenen dazu befähigen, Emotionen und Wahrnehmungen adäquat auszudrücken. Die Psyche wird über den Körper erfahrbar gemacht. Seelische Fehlfunktionen bewirken körperliche Fehlfunktionen. Eßstörungen werden häufig den präverbalen Störungen zugeordnet. Körperarbeit bietet die Chance, präverbale Erlebnisse erfahrbar und damit auch dem Bewußtsein zugänglich zu machen. Die gestörte Wahrnehmung von körperlichen Signalen (z. B. Hunger oder Sättigung) und die extreme Ablehnung des eigenen Körpers sollen durch die körpertherapeutische Arbeit positiv verändert werden. Das soziale Umfeld, die Ursachen und psychischen Zusammenhänge der Störung werden dabei aber nicht berücksichtigt.

Körperorientierte Therapieverfahren haben sich im Eßstörungsbereich vor allem als Ergänzung zu anderen therapeutischen Verfahren sehr bewährt. Leider werden die Kosten für körpertherapeutische Behandlungen selten von den Krankenkassen übernommen. Sie sollten jedoch trotzdem auf jeden Fall versuchen, zumindest einen finanziellen Zuschuß von den Kassen zu erhalten.

Zur Körpertherapie gehören u. a. folgende Therapieformen: Gestalttherapie, Psychodrama, Konzentrative Bewegungstherapie (KBT), Atemtherapie, Bioenergetik, Musiktherapie und Gestaltungstherapie. Zu erwähnen sind in diesem Zusammenhang auch Entspannungstechniken wie Yoga und Autogenes Training, die eine wichtige Therapieergänzung darstellen können.

Selbsthilfe

Der Weg in die Selbsthilfegruppe führt häufig über eine Beratungsstelle. Interessant ist, daß viele der heutigen Beratungsstellen in den 80er Jahren aus der Selbsthilfebewegung heraus entstanden sind. Selbsthilfe ist ein niedrigschwelliges Unterstützungsangebot, das in den letzten Jahren insbesondere im Zusammenhang mit der Behandlung von Eßstörungen wichtige Funktionen übernommen hat. Sie zeichnet sich nicht nur dadurch aus, daß kaum Kosten entstehen, die Selbsthilfe fördert auch sehr die Übernahme von Eigenverantwortung und das Erweitern von Handlungskompetenzen, da sie ohne Mitarbeit und Mitbestimmung der Betroffenen natürlich überhaupt nicht funktionieren kann.

Es wird zwischen der klassischen Selbsthilfe und der angeleiteten Selbsthilfe unterschieden. Bei der klassischen Selbsthilfe treffen sich Menschen mit einem gemeinsamen Problem regelmäßig in der Gruppe und versuchen, zusammen Lösungsstrategien zu entwickeln. Sie hat sich vor allem bei chronischen Erkrankungen oder Alkoholproblemen – die Anonymen Alkoholiker sind eine der ersten Selbsthilfegruppen überhaupt – hervorragend bewährt. Diese Gruppen laden zwar ab und zu Experten ein, arbeiten aber ohne jede professionelle Anleitung durch eine externe Person. Die professionellen Hilfsangebote sind für Laien schwer zu überschauen; der Austausch mit anderen Betroffenen im Rahmen von Selbsthilfegruppen gibt u. a. die Chance, sich besser zu orientieren und zu informieren. Ein anderer und weitaus wichtigerer Vorteil, den die Selbsthilfe bietet, ist die Erfahrung der Gruppengemeinschaft, die den Betroffenen und Angehörigen einen Rahmen bietet, sich selbst besser kennenzulernen, neue Erfahrungsmuster auszuprobieren, soziale Kompetenzen zu erwerben, die eine Genesung fördern und Solidarität zu erfahren.

Die angeleitete Selbsthilfe hat sich bei der Behandlung von Eßstörungen im allgemeinen besser bewährt als die klassische Selbsthilfe. Dies hängt sicherlich mit der spezifischen Symptomatik und den Folgeerscheinungen von Eßstörungen zusammen (u. a. Beziehungsstörung, fehlendes Selbstvertrauen, Ambivalenzen). Eine zehnmalige Gruppenanleitung durch ein oder zwei Gruppenmoderatorinnen hilft, der Gruppe Stabilität zu geben und Ansätze für Beziehungsstrukturen zu legen. Kommunikationsregeln unterstützen diese Arbeit. Außerdem kann die Moderatorin Übungen (z. B. Phantasiereisen oder Entspannungsübungen) mit der Gruppe durchführen, die einen anderen Zugang zur Problematik als z. B. Gespräche ermöglichen. Die Gruppe kann dann später diese Übungen für sich allein wiederholen. Auch in Problemsituationen kann sich die Gruppe wieder an ihre Moderatorin wenden. Die Moderatorin wird in der Regel durch eine Beratungsstelle vermittelt.

Die Selbsthilfe ist für Kinder und Jugendliche ohne Anleitung durch eine geschulte Therapeutin sicher nicht sinnvoll, da es nicht genügt, sich zusammenzufinden und sich auszutauschen. Ein Beziehungs- und Identifikationsangebot durch die Gruppenanleitung ist genauso wichtig wie ein strukturiertes, Halt und Stabilität vermittelndes Arbeiten, das allein in einer professionell betreuten Gruppe gewährleistet ist. Wie auch in den Selbsthilfegruppen für Erwachsene dient Kindern und Jugendlichen die Gruppe zur Entlastung und zum Austausch, sie motiviert sie aber auch dazu, professionelle Hilfe in Anspruch zu nehmen. Auch in der Nachsorgearbeit ist die Selbsthilfegruppe für Jugendliche von entscheidender Bedeutung.

Die Selbsthilfe ist auch für Eltern eine – und oft die einzige – wichtige Unterstützung, während der sich doch meist über einen längeren Zeitraum hinziehenden Behandlung ihrer Kinder. „Wenn ich die Gruppe nicht hätte, hätte ich längst aufgegeben. Meine Situation spitzt sich täglich zu. Immer stinkt das Bad nach Erbrochenem, der Kühlschrank ist leergefegt und die Küche verwüstet. Im Zimmer meiner Tochter liegt alles übereinander, Essensreste, leere Lebensmitteldosen, schmutzige Wäsche ... Meine Tochter provoziert mich manchmal so, daß ich sie schlagen könnte. Wenn ich sie so vor mir sitzen sehe, fühle ich mich so hilflos und wütend, ich könnte ihr das Essen ins Gesicht schleudern. Ich schäme mich für meine Gefühle. In der Gruppe kann ich offen darüber sprechen. Es geht vielen Eltern ähnlich wie mir. Ich brauche die Solidarität der anderen. Die gut gemeinten Ratschläge der Nachbarn helfen mir nicht weiter." Der Erfahrungsaustausch, die Möglichkeit, über gemeinsame Probleme zu sprechen, gibt den Angehörigen immer wieder Kraft und Mut. Es ist jedoch auch in der Eltern- und Angehörigenselbsthilfe von Vorteil, mit einer Anleitung zu arbeiten. Die Gefahr, daß die Gruppe zwar einen Entlastungseffekt für die Eltern hat, aber trotzdem keine konkreten Veränderungsprozesse innerhalb der Familie in Gang kommen, ist sonst relativ hoch. Eine professionelle Betreuung hilft dabei, die Beziehungen innerhalb der Familie zu erkennen. „Ich habe erst in der Gruppenarbeit gemerkt, daß ich immer ‚wir' sage, wenn ich von meiner Tochter spreche, und auch, daß ich ständig als Puffer diene, mein Mann mich fragt, wie es der Tochter geht, obwohl diese daneben sitzt, und umgekehrt meine Tochter sich bei mir über meinen Mann beschwert, selbst wenn er anwesend ist und sie es ihm direkt sagen könnte." Hilfreich ist auch die Vermittlung von Informationen zur Symptomatik und zu den Folgeerscheinungen von Eßstörungen durch die Gruppenmoderatorin. Das Erkennen von Zusammenhängen zwischen dem Verhalten des Kindes und seiner Eßstörung ermöglicht den Eltern ein besseres Verstehen und möglicherweise auch einen neuen Zugang zu ihrem Kind. „Ich denke immer, sie ist meinetwegen so aggressiv, daß ich etwas falsch mache. Auf die Idee, daß ihre Aggressionen mit ihrer Eßstörung zusammenhängen, bin ich nie gekommen." Da die Moderatorin in der Regel eine Beratungsstelle angegliedert ist, kann sie auch wichtige Hinweise in bezug auf eventuell notwendige Klinikaufenthalte oder für das Verhalten in Krisensituationen geben. Bei Bedarf wird sie auch Einzelgespräche anbieten.

Sollte es keine Gruppe in Ihrer Nähe geben, so können Sie selbst initiativ werden und versuchen, eine entsprechende Gruppe aufzubauen. Kontaktstellen für Selbsthilfegruppen werden Sie, wenn Sie sich an diese wenden, dabei unterstützen. Auch Krankenkassen engagieren sich mehr und mehr in der Selbsthilfearbeit, so daß Sie auch dort nachfragen sollten.

e) SCHRITT 5: NACHSORGE

Wesentliche Arbeit leistet die Selbsthilfe in der Nachsorge. Nach einem Klinikaufenthalt entsteht häufig eine zeitliche Lücke von bis zu drei Monaten bis zum Beginn einer weiterführenden ambulanten Therapie. Gerade in dieser Zeit, in der die Betroffene mit dem Schock zu kämpfen hat, den die Rückkehr in die Realitäten des Alltags bedeutet, ist sie also ohne jede psychische Unterstützung. Das Rückfallrisiko ist in dieser Zeit extrem hoch. Unser psychosoziales Versorgungssystem ist momentan noch nicht in der Lage, hier einen nahtlosen Übergang zu garantieren; die Selbsthilfe übernimmt hier eine entscheidende Funktion.

Erfahrungsgemäß ist die Behandlung von Eßstörungen ein sehr langwieriger Prozeß. Selbst wenn eine akute vitale Bedrohung abgewendet werden konnte, zieht sich der anschließende Heilungsprozeß über eine lange Zeit, die mit ihren vielen Höhen und Tiefen, mit den gelegentlichen Rückfällen in alte Verhaltensmuster eine starke Belastung für die Betroffenen, aber auch für deren Familien bedeutet. Die Hoffnung der Familien, daß z. B. nach einem dreimonatigen Klinikaufenthalt und einer vorangegangenen langen Leidensphase dieser Alptraum nun endlich ein Ende finden wird, ist zwar verständlich, entspricht in der Regel aber nicht der Realität. Eltern und Angehörige sollten sich darauf einstellen, daß sie die nächsten ein bis zwei Jahre noch eine kontinuierliche Unterstützung brauchen. Verhaltensweisen und Beziehungsmuster, die sich in vielen Jahren aufgebaut haben, können nicht in einigen Monaten grundsätzlich verändert werden. Deswegen ist nicht nur für die Betroffene eine langfristige Nachsorge einzuplanen, sondern auch für Angehörige und Eltern. Haben Sie keine Scheu, sich einer Selbsthilfegruppe anzuschließen. Seien Sie sicher, auch Sie werden eines Tages in der Lage sein, akut betroffenen Eltern Mut zu machen und sie von Ihren Erfahrungen profitieren zu lassen.

Toleranzbereich um das Referenz-Körpergewicht, in dem 80 % aller Kinder und Jugendlichen liegen (aus: Elke Schobert, „Probleme der Gesundheitsförderung im Kindes- und Jugendalter", Peter Lang Verlag, 1993.

Körpergröße in cm	Toleranzbereich Körpergewicht in kg		Körpergröße in cm	Toleranzbereich Körpergewicht in kg	
	von	bis		von	bis
80	11	13	136	26	37
82	11	13	138	27	38
84	11	14	140	28	39
86	11	14	142	29	41
88	11	15	144	30	42
90	12	15	146	31	44
92	12	16	148	33	45
94	12	17	150	34	47
96	12	17	152	35	48
98	13	18	154	37	50
100	13	19	156	38	52
102	14	19	158	39	54
104	14	20	160	41	55
106	15	21	162	42	57
108	15	22	164	44	59
110	16	23	166	46	61
112	16	23	168	47	63
114	17	24	170	49	65
116	17	25	172	51	67
118	18	26	174	52	69
120	19	27	176	54	72
122	20	28	178	56	74
124	20	29	180	58	76
126	21	30	182	60	78
128	22	32	184	62	81
130	23	33	186	64	83
132	24	34	188	66	86
134	25	35	190	69	88

Adressenverzeichnis

Beratung – Selbsthilfe – Therapie bei Eßstörungen
Stand: August 1994

DICK & DÜNN
Beratungszentrum bei
Eßstörungen e. V.
10825 Berlin
Innsbrucker Straße 25
Tel. 0 30 / 8 54 49 94

DICK & DÜNN Pankow
13187 Berlin-Pankow
Florastraße 33/Aufgang 5
Tel. 0 30 / 4 00 33 33

Die Brücke e. V.
20255 Hamburg
Walddörferstr. 337
Tel. 0 40 / 6 68 36 36/7, 8

WAAGE e. V.
20255 Hamburg
Schopstraße 1
Tel. 0 40 / 4 91 49 41

Frauentreff Kiel
24109 Kiel
Kurt Schumacher Platz 5

KIBIS
24837 Schleswig
Lollfuß 48

Therapie- und Beratungszentrum
für Frauen Oldenburg e.V.
26121 Oldenburg
Georgstraße 26
Tel. 04 41 / 2 59 28

BEKOS / Beratungs- und
Koordinationsstelle
für Selbsthilfegruppen
26123 Oldenburg
Lindenstraße 12 a
Tel. 04 41 / 88 48 48

Frauengesundheitszentrum
28219 Bremen
Elsflether Str. 29
Tel. 04 21 / 3 80 97 47

Elternkreis eßgestörter Töchter und
Söhne Bremen
28259 Bremen
Heidkruger Weg 10
Tel. 04 21 / 58 39 34

DICK & DÜNN
Kathrin Tschischke
30177 Hannover
Brahmstraße 4
Tel. 05 11 / 66 76 48

Bielefelder Zentrum für Eßstörungen
33602 Bielefeld 1
Marktstraße 35

Universität Göttingen
Abt. Psychosomatik und
Psychotherapie
37073 Göttingen
Humboldtallee 38
Tel. 05 51 / 39 54 99, 39 55 01

80

KABERA Beratung bei
Eßstörungen – Kassel e. V.
34117 Kassel
Kurt-Schumacher-Str. 2
Tel. 05 61 / 78 05 05

Selbsthilfegruppe „Eßprobleme"
Frauenzentrum Goslar e. V.
38640 Goslar
Zehntstraße 24
Tel. 0 53 21 / 4 22 55

KESS-NRW
Kontakt & Behandlungszentrum
bei Eßstörungen/Ruth Dahm
40225 Düsseldorf
Himmelgeisterstr. 107
Tel. 02 11 / 39 72 00

SHGruppe für Angehörige von
Eß- und Magersüchtigen
44225 Dortmund
Pfarrheim „Heilige Familie"
Hagener Str. 21
Tel. 02 31 / 71 86 57

Frauen helfen Frauen e. V.
48155 Münster
Hansaring 32 b
Tel. 02 51 / 6 76 66

KISS – Kontakt- und Informations-
stelle für Selbsthilfe
50672 Köln
Herwarthstraße 12

Frauenberatungsstelle
50823 Köln
Hansemannstr. 43
Tel. 02 21 / 52 15 79

Psychosozialer Dienst
51465 Bergisch Gladbach
Laurentiusstr. 32
Tel. 0 22 02 / 10 08 44

Frauen helfen Frauen e. V. Jülich
Frauenberatungsstelle
52428 Jülich
Wilhelmstraße 11
Tel. 0 24 61 / 5 82 82

Speckdrum e. V.
c/o S. Müller
55120 Mainz
Akazienweg 4
Tel. 0 61 31 / 69 06 89

Suchtberatung/Diakonisches Werk
58239 Schwerte
Kötterbachstraße 16
Tel. 0 23 04 / 1 82 67

Beratungsstelle des diakonischen
Werkes
58710 Menden
Westwall 19
Tel. 0 23 73 / 26 88

Frankfurter Zentrum für
Eßstörungen e. V.
60322 Frankfurt am Main
Hansaallee 18
Tel. 0 69 / 55 01 76

Johann Wolfgang
Goethe Universität
Haus 56
Universitätsklinikum
Psychosoziale Ambulanz
60590 Frankfurt 70
Theodor-Stern-Kai 7
Tel. 0 69 / 63 01-63 08/-74 80

Therapiezentrum für
Eßstörungen e. V.
70372 Stuttgart
Markstraße 15
Tel. 07 11 / 56 98 56

KISS e. V.
70178 Stuttgart
Marienstraße 9
Tel. 07 11 / 6 40 61 17

Lagaya /Frauen-Sucht-
Beratungsstelle
70178 Stuttgart
Hohenstaufenstr. 17 B
Tel. 07 11 / 6 40 54 90, 6 40 30 27

Psychosoziale Beratungs- und
Behandlungsstelle
77652 Offenburg
Grabenallee 5
Tel. 07 81 / 2 41 20

Frauen- und Mädchen-Gesundheits-
zentrum e. V.
79098 Freiburg
Adlerstr. 12
Tel. 07 61 / 3 36 76

Aktionskreis Eß- und Magersucht e. V. Cinderella
80336 München 2
Nußbaumstr. 7
Tel. 0 89 / 5 02 12 12

ANAD
80336 München
Ungererstr. 32
Tel. 0 89 / 33 38 77

Max Planck Institut für Psychiatrie
80804 München
Kreaplinstraße 10
Tel. 0 89 / 30 62 24 69

Sozialpsych. Beratungsstelle
86152 Augsburg
Hoher Weg 8
Tel. 08 21 / 3 24 20 55

DICK & DÜNN Nürnberg
Nachbarschaftshaus
90429 Nürnberg 80
Adam Klein Straße 6
Tel. 09 11 / 26 43 02

Frauengesundheitszentrum e. V.
93047 Regensburg
Schwarze Bärenstr. 1

Neue Bundesländer

Kontaktstelle für Selbsthilfegruppen
Dr. Ursula von Appen/Ute Schwarz
19053 Schwerin
Seestr. 25 b
Tel. 03 85 / 86 45 92

Kontaktstelle für Selbsthilfegruppen
AOK-Gesundheitszentrum
39106 Magdeburg
Lorenzweg 40–42
Tel. 03 91 / 5 61 69 11

KISS-Erfurt
Frau Junge/Frau Dr. Zacharias
99084 Erfurt
Turniergasse 17
Tel. 03 61 / 6 55 17 10 / 17 15

Frauenzentrum Erfurt
99094 Erfurt
Espachstr. 3
Tel. 03 61 / 2 60 68

Dr. Hellena Horst
Friedrich Schiller-Universität/
Sektion Psychologie
07745 Jena
Schillerstraße 8

Café und Beratungsstelle Caktus
04109 Leipzig
Otto-Schill-Str. 1
Tel. 03 41 / 7 96 33 46/3 47

Dr. med. Elke Wollenhaupt
Klinik und Poliklinik für Psychiatrie
und Neurologie
Med. Hochschule Carl Gustav Canis
01307 Dresden
Fetscherstr. 74

KISS-Dresden
01069 Dresden
Lingnerplatz 1
Tel. 03 51 / 48 46-3 58 o. 3 59

KISS-Chemnitz c/o Marlis Händel
09111 Chemnitz
Rembrandtstr. 17
Tel. 03 71 / 67 09 01

AOK Chemnitz
Gesundheitsförderung/Sozialpäd.
Zentrum
Frau Dr. Pfefferkorn/Frau Baier
09111 Chemnitz
Untere Aktien Str. 12
Tel. 03 71 / 4 71 06 22

Frauenbegegnungsstätte
Gebesee e.V.
99189 Gebesee
Nordhäuser Str. 41
Tel. 03 62 01 / 6 24 13

Literatur zum Weiterlesen

Frankfurter Zentrum für Eßstörungen e. V.: „Eßstörungen". Erscheinungsformen – Ursachen – Behandlungsmöglichkeiten. AOK Bibliothek/Falken, ca. DM 24,–
Immer mehr Menschen sind in einem Kreislauf von Hungern, Diäten, Eßanfällen und Erbrechen gefangen – für die Betroffenen und deren Angehörige eine erschreckende Erkenntnis. In diesem Buch erfahren Sie, wie sich Eßstörungen erkennen lassen und wie sie behandelt werden können.

Bruch, Hilde: „Eßstörungen". Fischer Verlag, 1991, DM 24,80
Das Standardwerk über Eßstörungen, über Ursachen, Erscheinungsformen und Behandlungsmethoden. Das Buch von H. Bruch, einer international führenden Autorität auf dem Gebiet der Eßstörungen, ist eine theoretisch wie praktisch anregende und hilfreiche Lektüre, die sich gleichermaßen für Fachleute wie für interessierte Laien eignet.

Roth, Geneen: „Essen als Ersatz". rororo TB Nr. 8493, 1989, DM 10,80
Wie man den Teufelskreis durchbricht. Ein praktischer, einfühlsamer und humorvoller Ratgeber für alle, die Essen in mehr oder weniger ausgeprägtem Maße als Ersatz benutzen. Sehr empfehlenswert!

Schobert, Elke: „Probleme der Gesundheitsförderung im Kindes- und Jugendalter". Peter Lang Verlag, Europäische Hochschulschriften, 1993, DM 65,–
Eßsucht und Hilflosigkeit, Überlegungen zur Genese und Therapie der Adipositas. Dies ist ein theoretisch fundierter konzeptioneller Beitrag zu einer Neustrukturierung der Prävention und Behandlung von Eß- und Gewichtsstörungen im Kindes- und Jugendalter. Sie stellt die Theorie der erlernten Hilflosigkeit als ein Erklärungsmodell für die Genese der Eßsucht vor. Anstelle der in der Regel langfristig erfolglosen Abnahmeversuche tritt sie für eine Veränderung entwicklungsbehindernder elterlicher Erziehungsverhalten ein und plädiert damit für eine erweiterte Perspektive der Gesundheitsförderung im Kindes- und Jugendalter.

Lawrence, Marylin: „Ich stimme nicht". Rowohlt, 1986, DM 9,80
Identitätskrise und Magersucht. Magersucht ist – mit wenigen Ausnahmen – eine frauenspezifische Krankheit. Als rätselhaft und unheimlich, ja bis bedrohlich empfindet vor allen Dingen die Familie das, was mit der Magersüchtigen passiert. M. Lawrence macht deutlich, was die Magersüchtige mit ihrem Verhalten ausdrücken will und schafft so ein Klima des Verstehens, in dem Veränderung möglich ist.

Karren, Ulrike: „Die Psychologie der Magersucht". Huber Verlag, 1986, DM 24,–
Erklärung und Behandlung von Anorexia Nervosa. Das Buch versucht, Verständnis für Anorektikerinnen und ihre Angehörigen zu wecken, regt zugleich zu klientengemäßer Integration therapeutischer Maßnahmen an. Es enthält einen kritischen Vergleich der Erklärung und Behandlung von Anorexia nervosa in psychoanalytischen, feministischen, verhaltens- und familientherapeutischen Ansätzen.

Gerlinghoff, H., Backmund, H., Mai, N.: „Magersucht und Bulimie". Verstehen und bewältigen. Beltz, Ratgeber Psychologie, 1993, DM 29,50
Schwerwiegende Eßstörungen konfrontieren Betroffene und Angehörige mit Herausforderungen, wie sie bei kaum einer anderen psychosomatischen Störung anzutreffen sind. Dieses Buch bietet eine konkrete Hilfestellung, indem es sich für ein „Verstehen" von Magersucht und Bulimie einsetzt und die Betroffenen selbst in den Vordergrund therapeutischer Bemühens rückt. Indem sie sich neben vielen anderen Aspekten besonders mit den Erkrankten und deren Familien auseinandersetzen, schaffen die Autoren dieses Buches ein hohes Maß an Sensibilität für das Individuelle der Krankheit und somit die erste Voraussetzung für eine adäquate Behandlung.

Wolfram, Christine, Papenfuss, Heike: „Wenn die Seele nicht satt wird". Wege aus der Magersucht und Bulimie, Thema: Kinder. Patmos Verlag, 1993, DM 29,80
„Zum Kotzen" finden immer mehr Jugendliche ihr Leben – und sie tun es ausgiebig, heimlich, unheimlich. Eltern müssen ohnmächtig mit ansehen, wie ihre Kinder bis auf die Knochen abmagern. Was dreht unseren Kindern den Magen um? Warum verweigern sie die Nahrung? Und was können Eltern tun, wenn ihre Kinder sich „dünne machen".

Eikenbusch, Gerhard: „Und jeden Tag ein Stück weniger von mir". Ravensburger Jeans TB, 1987, DM 7,80
Die Geschichte von Frauke, bei der anscheinend alles stimmt: ihre Zeugnisse sind hervorragend, ihre Eltern kümmern sich um sie. Sie bekommt alles, was sie will. Plötzlich bricht Frauke zusammen. „Pubertätsmagersucht", stellen die Ärzte fest. Die wird in eine Spezialklinik eingeliefert und künstlich ernährt. Frauke ist stolz auf sich. Jedes Gramm weniger ist ein Stück mehr von ihr ... Da wird Hanna Kramer in ihr Zimmer verlegt, dick, fettsüchtig. Das ist das Ende, glaubt Frauke. Aber sie fängt erst mit sich an.

Göckel, Renate: „Eßsucht oder die Scheu vor dem Leben". rororo Nr. 8444, 1988, DM 9,80
Eine exemplarische Therapie. Am Beispiel der eßsüchtigen Anne K., deren zweijährige therapeutische Behandlung die Autorin begleitend schil-

dert, offenbaren sich auf erschütternde Weise Probleme, Spannungen und Scheu vor dem Leben, die die Betroffene durch suchtartiges Essen auszugleichen versucht.

Merz, Helene: „Die verborgene Wirklichkeit". Fischer TB Nr. 3265, 1988, DM 12,80
Geschichte einer Verstörung. Es handelt sich um einen autobiographischen Bericht, der mit dem Ausbruch einer seelischen Krankheit im 16. Lebensjahr beginnt. Für alle unbegreiflich ist die Veränderung, die mit dem braven, fleißigen und ordentlichen Mädchen vor sich geht. Ihre Begleiter sind nun Selbsthaß und Verzweiflung, bis es ihr viele Jahre später gelingt, die Ursache für die seelische Erkrankung aufzuspüren: als Kind wurde sie vom Vater sexuell mißbraucht.

Steinhage, Rosemarie: „Sexueller Mißbrauch an Mädchen". rororo Sachbuch Nr. 8582, 1989, DM 8,80
Ein Handbuch für Beratung und Therapie. Das Buch richtet sich an alle, die mit von sexuellem Mißbrauch betroffenen Mädchen und Frauen konfrontiert sind: soziale, pädagogische und psychologische Fachkräfte, Ärzte, Juristen sowie Familienangehörige, Freunde und Bekannte. Mit großer Sensibilität und Kompetenz leistet die Autorin dort Hilfestellung, wo die Helfenden selbst – mangels Erfahrung – häufig noch völlig überfordert sind.

Enders, Ursula (Hrsg.): „Zart war ich, bitter war's". Sexueller Mißbrauch an Mädchen und Jungen. Kölner Volksblatt Verlag, 1990, DM 39,80
Ein Ratgeber für alle, die mit Kindern leben und arbeiten. Bei sexuellem Mißbrauch bleiben die Opfer in ihrer Not allein. Doch auch Mütter, Väter, PädagogInnen, ÄrztInnen und JuristInnen spüren bei der Konfrontation mit sexueller Gewalt gegen Kinder ihre Sprachlosigkeit und Ohnmacht. Das Buch will helfen. Es beschreibt nicht nur Ursachen, Ausmaß, Folgen des sexuellen Mißbrauchs an Mädchen und Jungen, sondern vermittelt vor allem konkrete Anleitungen für die praktische Arbeit mit Betroffenen.

Wolf, Naomi: „Der Mythos Schönheit". Rowohlt Verlag, Hamburg, 1991, DM 39,80
Die Hälfte aller Frauen im Westen hält sich für dick. Viele hungern sich dünn, Millionen leiden an Magersucht und Bulimie. Die Ängste der Frauen schaffen Märkte für neue Industrien. Ein sehr kritisches und unbedingt empfehlenswertes Buch.

Weber, Guthard, Stierlin, Helm: „In Liebe entzweit". Rowohlt, 1989, DM 36,–
Die Heidelberger Familientherapie der Magersucht. Die beiden Autoren liefern aus unterschiedlichen Blickwinkeln therapeutisch nützliche Beschreibungen der Konfliktsituationen der magersüchtigen Mädchen und

ihrer Familien. Es wird ein theoretisches Modell dargestellt, das aus einer langen familientherapeutischen Praxis hervorging und durch viele Fallbeispiele angereichert ist.

Minuchin, Salvador: „Familienszenen". rororo TB, 1994, DM 14,90
Dieses Buch ist ein Reisebericht durch Familienlandschaften, Themen wie Scheidung, Wiederverheiratung und Familientherapie, Rechtsprechung, Gesundheitswesen und innerfamiliäre Gewalt.

Hinweis:
Eine von der Autorin verfaßte Informations-Broschüre „Eß-Störungen" (16 Seiten) sowie ein ausführliches Literaturverzeichnis „Eß-Störungen" sind bei der Bundeszentrale für gesundheitliche Aufklärung, Ostmerheimer Str. 200, 51109 Köln, kostenlos zu erhalten. Die Broschüre hat sich sowohl für Eltern als Gesprächseinstieg mit den betroffenen Mädchen als auch im Einsatz in der Prophylaxearbeit im Unterricht bewährt. Das Literaturverzeichnis ist bevorzugt zur professionellen Nutzung.